日本人に気づいて欲しい
健康的な習慣

Vivere in Giappone di Pamela De Santis

パメラ・デ・サンティス

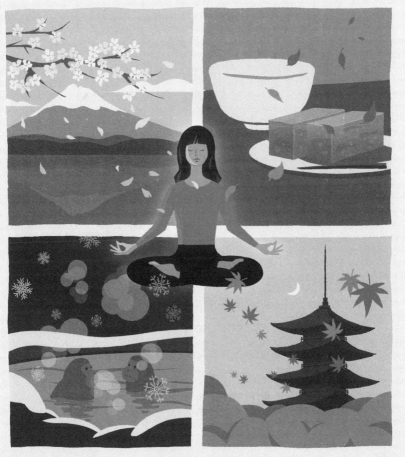

CROSSMEDIA PUBLISHING

はじめに

Introduzione

「ローマの気候はどんな感じ？」
「なぜ日本を選んだの？」

　日本に移住してから、一番よく聞かれる質問はこの2つです。数十、数百回といろいろな人に聞かれてきました。あまりにも多く答えてきたため、考えずとも反射的に答えられます。

「日本と同じ気候です」
「日本の文化に魅了されたからです」

　これは私のお決まりの返答ですが、日本を選んだ本当の理由をきかれるといまだに悩むことがあります。「いつ日本に興味を持ったのか？」「なぜ日本語を勉強することにしたのか？」
　イタリアの高校を卒業した直後は、私の将来は定まっていませんでした。勉強を続けたい、旅行して世界を知りたいと思っていましたが、語学を勉強することは得意ではありませんでした。また、私以外の家族は高校卒業資格を取得してい

ない家庭であったため、大学は私たちにとっては遠い世界に思え、大きな壁のようなものを感じていました。しかし、それでも私は勉強を続けたかったのです。

　ロシア文学の愛好家である私は、ある日、レフ・トルストイ氏の1886年の小説『イワン・イリッチの死』に触発された黒澤明氏の映画『生きる』（1952年公開）を見ることになりました。この映画は、官庁での単調な仕事を続けていた退職間近の男（志村喬）が、胃癌で余命1年と宣告されることで人生が180度変わり、自らの存在意義を探し始めるという物語です。

　この映画は私に強い影響を与え、多くのことを考えさせられました。無意味のように思える世界で、唯一「死」だけが確実なゴールとして存在し、一方で正しい道や幸福へと続く道は何通りもあり見失うことはたやすいのです。すべての道を見失ってしまうと、朝ベッドから出る原動力が何であるかを忘れ、自らの存在意義がぼやけてしまいます。そして、私たちは「生きているのに生きていない人間」になってしまうのです。

　ただ存在するだけ。ただ呼吸し、食べ、歩き、話しているだけ。それは、死と生の間にぶら下がっているようなものです。では、生きることはどういうことか？　私はどうやって生きていくべきなのか？

　そんな疑問を胸に、翌日、ローマ大学サピエンツァ校の東

洋言語文明コース（日本語専攻）への入学試験に申し込みました。

　日本で過ごしたこの数年間は私の人生を大きく変化させました。より幸せで、より強く、より健康的な自分になったと思えるほどの変化を感じ、自分をより愛することができるようになりました。このように変わることができたのは、日本の習慣と伝統が持つ素晴らしい力のおかげです。私の人生をこんな素晴らしいものに変えてくれた日本を、私は第二の故郷と思っています。
　では、私がどのように変わっていったのか、最初からお話しさせてください。

　昔々、小さな町に気難しい少女がいました——

第 3 章 # 食事

Capitolo 3 : L'alimentazione

第4章　運動

Capitolo 4 : L'esercizio fisico

序

章

Capitolo 0

Prefazione

序章

Prefazione

思春期

　私は昔から夢みがちな少女でした。

　ローマから少し離れたところにある、「野うさぎの頭（Testa di Lepre）」というおかしな名前のついた小さな田舎町で生まれ育ちました。そんな田舎町で育つ中で、私に「この場所は合わない、窮屈だ」と感じ、早く町から出て、その先に何が待っているのか見たいと、外の世界への期待をふくらませていました。

　そこで、友人や同級生がみんな町の近くで勉強を続ける中、私は新たな冒険に乗り出し、ローマで高校生活をスタートすることにしました。新しい挑戦です。

　ローマ！　今でも、思い出すと自然に笑みがこぼれます。14歳だった私の目に映り込む、永遠の都、ローマの遺跡たち。

　そして、まさかその数年後、東京という都の最先端高層ビルを見て、14歳の少女のときと同じ気持ちになるなんて、誰が想像できたでしょう。

　まあ、急がないで、順番に話を進めましょう。

私は夢みがちなところがありながら、負けず嫌いで野心家でもありました。勉強では常に一番であり続けたかったし、一番になれなかったときは激しく落ち込みました。私を最も苦しめたのは、私がいつも不安で、満たされていないという事実でした。実際、成績にも人生にも不満があり、自分についてのすべてのことに不満がありました。そのため、周りの友達のように、ただ無邪気に青春を謳歌することができなかったように思います。

　私にとってマイナスなこの性格は大学に入るとさらに悪化しました。試験は満点じゃなければ満足できなかったし、満点の試験結果を周りの友達に見せて自慢していました。この負けず嫌いな性格のおかげで試験では8割の確率で満点をとることができていましたが、その代償は大きなものでした。常に机にかじりついていたため運動もせず、不健康なものばかり食べ、教科書を持っていないほうの手には常にタバコというありさまでした。

　それに加え、子供の頃からあった不眠症が悪化してしまいました。2・3日寝れないことなどザラで、ときには睡眠不足が原因で幻覚を見てしまうこともありました。そのため、その頃の私はいつも機嫌が悪く神経質でした。今でもあの頃の自分を思い出すと、こんな気難しい娘だったことが家族に申し訳なくなるくらいです。

日本に来日したばかりの私

　2015年、好成績のおかげで、私は交換留学生として一年間お茶の水女子大学に行く奨学金を手に入れました。来日前に抱いていた日本への期待とは裏腹に、最初の日本での新生活はあまりいいものではありませんでした。

　まず立ちはだかっていたのは、言語の壁です。成績が良く奨学金をもらった私には言語の壁などないと思っていましたが、机で勉強していた日本語と、会話で必要とされる日本語は全く異なりました。さらに、日本人と仲良くしようと思っても、日本人は必要以上に遠慮し自分の意見をストレートに言わないため、何を考えているか理解することができませんでした。その上、「あなたは外国人でしょ」という雰囲気の壁も幾度となく感じました。

　留学するときに決めた「日本語能力試験2級に合格する」などの目標は達成できていましたが、私の不健康な生活はさらに悪化することになりました。ファーストフードばかり食べ、タバコも常にくわえている。そんな生活を送っていたため、1年の留学期間を終えイタリアへ帰国したときには、8キロも体重が増えてしまいました。

　2017年、2度目の来日。神経質で自信がないという根本的な性格は変わっていませんでしたが、少し日本という国への印象は変わっていきました。それは、大学院で日本文化や

伝統を研究するだけでなく、それらを自分の生活に取り込み、日本を肌で感じるようになったからです。伝統的なものから現代的なものまで何でも取り入れ、日本食でも郷土料理から新しい日本食まで味わい、茶道、禅の心にもハマったし、日本の美しい風景が見られる公園へ散歩したり、日本の音楽も聞いたりするようになりました。

　そうやって日本文化を体験する中で、私の生活は次第に健康なものへと変わっていったのです。

　しかし、それは短い期間だけでした。なぜなら習慣化することは難しく、完全に身についていたわけではなかったからです。

　私の好きな本の中にこんな一節があります。
「何を成し遂げたいかではなく、どうなりたいか。どういう人物になりたいかをまず考え、その人物がするであろう小さな習慣を繰り返すことでアイデンティティ自体を変えていく、これもまた新しい考え方だと思いました。」(『Atomic Habits』ジェームズ・クリアー)

　たとえば、タバコをやめようとしている二人の人間がいるとします。友人からタバコをすすめられ、一人の人は「ありがとう。でも結構です。禁煙中なので」と言います。もう一人は「ありがとう。でも結構です。私、タバコ吸わないので」と言います。どちらも吸わないという意味では同じですが、前者は喫煙者として、禁煙者になろうと努力しています。

しかし、後者は喫煙者であったのは過去の自分であり、今の自分はタバコを吸う人間ではない、新しい人間だと考えています。この二つは小さな違いですが、アイデンティティーの変化を表していることがわかると思います。

この頃の私は前者でした。禁煙という目標は提示し改善するための行動は取れていたかもしれませんが、根本に「我慢している」というような考えがあるため、変わることができなかったのです。そのため、私は何か自分の思い通りにことが運ばないときには健康的な生活を心がけていたことも忘れ、タバコに走ったり、暴飲暴食に走ったり、また深刻な睡眠不足に陥ることもありました。

そんな生活を続けたまま帰国し、さらに3度目の来日をしたとき、コップに入った水が最後の一滴であふれかえってしまうように、ギリギリを保っていた私の心がついに崩壊したのです。それは2020年のはじめ、2年間付き合っていた彼氏に振られたときでした。ずっと一緒にいようと約束していたし、こんなに愛した人はいないと思うような人だったのに別れることになってしまったのです。私はどうしたら良いのかわからず、ただ途方に暮れました。悲しみのどん底を味わった私は、彼のパソコンを4階の窓から投げてしまいました。その日、自分の荷物をすべてまとめて山梨の元恋人の家を出て東京に帰ることにしました。電車で3時間揺られながら、私の頭に彼の顔や次の言葉が何度もよぎりました。

「パム、お前ってどうしようもないね」

　運の悪いことに、この頃世界中で新型コロナウイルスが大流行していたため、母国に帰ることもできず、外出自粛で家に閉じこもり、孤独な一人の生活を送ることを余儀なくされました。このとき、新しい日本の会社に就職が決まったばかりで、新しい希望に満ちた道を行くはずでしたが、私は心の中に深い絶望を抱えていました。ほぼ2週間ご飯を食べた記憶がなく、とにかくタバコだけをくわえていました。悲しい気持ちでいっぱいでしたが、涙は出ませんでした。泣く力はとうになくなっていたのです。

　しかし、どん底に落ちたことで、新たな視点で空を見上げ、自分の人生を捉えられるようになりました。そして、自分の新しい人生のために舵を切ったのです。やり方はこう。もう自分は新しい人生を歩んでいるのだと思い込む。だから「私、タバコはもう吸わない」。

　もちろん、簡単なことではありませんでした。

　ベッドから出る元気も出なかったため、第一に誰かの助けが必要だと気づき、精神科に通うことにしました。マインドフルネスの本も読み漁って、瞑想してみたり、自分の心と身体を労わるようになりました。

　そのうちに、あまりにも文化が違いすぎる日本での生活を続けることは、私の心にも身体にもよくないのではないかと考えるようになりました。26歳の私には抱えきれなくなって

いたのかもしれません。新型コロナウイルスの大流行に加え、母国から遠く離れた場所で仕事をし、生きていくことに限界を感じはじめました。言葉だって、いくら頑張っても100%は通じ合えないし。

　さらに、離れて暮らす家族は私を心配していたし、それを見るのが辛かったのです。

「もう、イタリアに帰ったほうがいいのかな」という考えも浮かぶようになってきました。

考えが変わってからの日本

　一方、その頃から、私は日本という国がたくさんの可能性を秘めた国だということに気付き始めました。

　まず、日本は、美しい。それなのに毎朝駅まで歩いている間、私はその美しさに目を向けていませんでした。「今日何食べようかなぁ」「あれ、昨日どこまで仕事したっけ？」「てか、昨日なんであんなこと言っちゃったんだろう」などといった日常の些細なことに没頭しすぎて、日本の日常がくれる小さくて不思議な魅力を見逃していたことに気づいたのです。

　あのときと同じでした。ローマの宮殿のルネッサンス装飾の前でうっとりしていた14歳の少女だったときと同じ感覚。今までとは違う視点で日本を見始めた瞬間、これまで気づいていなかった日本に気づくことができました。

誰かが私の目にまとわりついていた目隠しを取ってくれたようでした。そのときから、私はいろんな美しさに気づき、見ることができるようになりました。春には桜の花びらが舞い、ゆっくりと目黒川に落ちていく姿。秋になり、道端に落ちていく葉を掃除するおばあちゃんの後ろ姿。

　有名な禅の先生の授業を受けるようにもなりました。
　ちなみに私は仏教徒になったわけではありません。しかし、新しい生活、新しい人生が私を全く想像していなかった方向に向かわせてくれたのです。まさか自分がお寺まで行って座禅をしたり、毎週瞑想するのが習慣になるなんて。でも、そのおかげで心を穏やかにすることができるようになりました。

　そして、料理。イタリアで育った私は食べることが大好きです。人生の終わりにモッツァレラチーズとリコッタチーズを食べられたら、私は幸せに死ねるでしょう。
　しかし、日本では、イタリアの食材は高いうえ、味はいまいち。フルーツや野菜だって高すぎます。最初はこれにも悩まされました。家で暇さえあれば、ママの料理を真似て作りましたが、同じ味を再現することはできませんでした。
　そして、ママの味を再現しようとするのをやめました。だって、今私がいるのは日本でしょ？　なら、日本料理を作ろうじゃない！
　まず、スマホでレシピのアプリをダウンロードし、書店で

レシピ本を買いました。私は料理なんて向いてないと思っていましたが、間違いだったようです。今は自分で作る料理が大好きだし、かなり自信もあります。

そして、職場のおかげでヨガやストレッチをするようになり、睡眠も改善され、疲れを和らげることができるようになりました。私の会社が運営するジムには「疲労回復」という独自のプログラムがあり、毎週木曜日に参加するようにしています。プロの先生が1時間半かけてレッスンを行いますが、その晩はいつもぐっすり眠ることができます。

私がこの本を書いている理由

この本の執筆は、本当に冗談みたいに始まりました。

私は今、ビジネス、健康、自己啓発本をメインとする出版社の国際著作権を管理する部署で働いています。私は「部署」と呼ぶのが好きですが、メンバーはまだ私一人。私がこの会社で初めての、そしてただ一人の外国人です。だから、かなり責任感を持って仕事に取り組んでいます。それに、なんと言っても私は、私を信じてくれている社長を尊敬しています（この本を社長が読むから褒めているわけではありません！笑）。

ある日私は、外国の読者も視野に入れ、日本での健康や幸せについて書ける著者を探し、本の企画を作成することを社

長から任されました。まず、本の構造をイメージし、著者を探すために、社長に私の日本での生活について話しました。どのようにして健康な自分を手に入れたか、その中で日本の文化がどのように影響したか。すると社長が一言、「君が書けばいいんじゃない？」。「いやいや、冗談やめてくださいよ」と私は笑いました。しかし、彼はいたって真面目でした。

　その夜、私は一晩中考えました。じっくり考えてみると、私はこの怒涛の数年を自分の中で整理するために、日記を書こうと思っていたことを思い出しました。でも、日記を公に？ セラピーに通ったことや、私の恋愛観、挫折をみんなが読む？ 家族、友達、みんなに晒すの？

　そんなとき、友人のベンベンの言葉で、私の考えは一転しました。「君は考えすぎだよ。きっと素晴らしい本になるよ。君の中の経験や見方を誰かと共有できることを誇りに思うべきだ」と。そうだね、ベンベン、やるしかないね！

　そう、だから今、私はこの本を書いているわけです。

誰のためにこの本を書いているのか

　もちろん、第2章を読んだらわかる通り、この本は私の人生についてではなく、どのように日本の文化が私の人生に影響を与えたかについての本です（日本の文化の影響で人生が変わった人は私だけではないと思います）。私は栄養士や医者などの肩書もなく、日本語に出会って8年目（だけどまだ

まだ日本語がカタコト）の、アイロンだって一人でできない、青虫すら怖がるただの26歳の一般人（イタリア人女性）。でも、私の経験を話すことで、いろんな方のお役に立てるのではないかと思っています。過去の私のように健康的な生活を送ることができず、体調不良で悩んでいる人にぜひ読んでいただきたいと思います。

　特に、次のような人たちに読んでもらいたいと思いながら、この本を書いています。

　① 日本人で、外国人目線での日本という国を再発見したい人。特に、この国でどのような文化的健康法があるか気になる人。
　② 外国人で、日本を深く知りたい人。普通本には書かれない、一般人目線の日本が知りたい人。
　③ イタリア、ヨーロッパについて興味がある日本人。
　④ 日本に住む外国人で、文化の違いに戸惑い、ストレスを感じている人。読んでわかると思うけど、あなただけじゃないよ。
　⑤ そして私。なぜなら、この本を書いていく中で、日本という国、そして自分のことを私自身がどれだけ愛しているのか、気づくことができたから。
　⑥ 最後に社長にも。給料アップお願いします♡

　私はこの本をイタリア語で書きました。最初は英語や日本

語で書いてみましたが、時間がかかりすぎるので、最終的に全部イタリア語で書きました。その後、同僚で編集者の植田七海さんの助けを借りて、日本語に翻訳しました。植田さんは私の天使です。

　ただ、ご想像のとおり、それは決して簡単なことではありませんでした。まず、私の日本語はつたなく、その意味を植田さんに説明するのは、本を書くよりも困難なことでした。特に日本人とイタリア人は物事の見方、冗談、慣用表現が違うからです。

　本書は４つの章で構成されています。

　第１章では、ストレスや不安、不健康な食生活、運動不足といった私の問題をまとめました。安心してください、私個人のことばかり書かないつもりです。私の人生に転機が訪れる前に、私の人生がどれほど厄介で複雑であったかについてお伝えしたいと思います。

　第２章では、マインドフルネスに焦点を当てています。特に、座禅、呼吸、マインドフルネスの実践だけでなく、茶道や銭湯など、私がマインドフルネスを実践するのに役立った日本の文化的側面についても話します。私の人生を変えた沖縄旅行と、そこで見つけた「生きがい」についてもお話しします。

　第３章は食事についてです。日本には、健康的で栄養価の高い食品が無数にあり、美しいだけでなく素材本来の味を活

かすように工夫された料理の伝統があります。ビンジ・イーティング（過食）障害という大きな問題を克服するのに役立った「マインドフル・イーティング」についてもお話しします。また、健康的で美味しく、簡単に調理できるレシピも紹介します。

　最後の章は運動です。デスクワークにより1日8時間以上座ることを余儀なくされ、運動は必要な習慣になりました。私が毎日行う活動の中には、サイクリングとマインドフルウォーキングがあります。さらに毎週、会社のジムでエクササイズをし、2ヵ月に1回、山や森を散歩しています。

　第2章から第4章まで、それぞれ分かれてはいますが、すべて関連しており、区別して考えることはできません。「抹茶」についての記述はマインドフルネスの章に入れていますが、栄養にも関係しており、ウェルビーイングの一部にも含まれます。ウェルビーイングとは、人間の活動全体がすべてバランスよく関わる状態です。本当に元気な人とは、心と体のバランスが完璧な人だと言えます。マインドフルネスで自分の中の平和を保つこと、健康的な食事をすること、十分な運動をし十分な休息をとることは、私たちが幸福感を得るための基本的な要件であると私は考えます。人生で何が起ころうとも、私たちはいつも純粋でシンプルな幸せを感じることができると思います。

　前置きはここまで。さあ、始めましょう。

第 1 章

悪い習慣の
物語

Capitolo 1

Una storia di cattive abitudini

日本で学んだ生活習慣をお話しする前に私にどのような問題があったのかお話ししたいと思います。この章を読んでいただくことで、さまざまな問題を抱えた私が、日本の生活習慣を取り入れることでどのように変わったのかより理解してもらえると思います。

ストレス、不安、孤独

　私の財布の中には、ローマの言葉で「状況を好転させる」という意味の「Pam, aripijate」という言葉が書かれた一枚のメッセージカードが入っています。時々、財布の中に埋もれたポイントカードやクレジットカードを探していると、このカードがどこからともなく飛び出してきて、書いた当時の記憶がよみがえります。

　数年前のある日、私は山梨の元恋人の家に遊びにきていました。朝、何時だったのか思い出せませんが、突然の出来事に目を覚ましました。私の心臓は激しく鼓動し、胸にはひどい痛みが走り、呼吸もままならず、窒息してしまうのではないかと錯覚するほどの衝撃です。心臓発作を起こしていると認識したとき、「死」が私の頭の中をよぎりました。そして、「神様、これで私の人生は本当に終わってしまうのでしょうか?」と神に問いかけました。

　死を目の前にして、最初に頭に浮かんだのは家族のこと。私は彼らをどれだけ悲しませてしまうのか想像し、どれだけ

彼らを愛し、恋しく思っているのか、彼らに伝え切れていない思いが目に浮かび、どうしても伝えたい衝動に駆られました。この思いが力となり、数秒後、私は力を振り絞り隣で寝ている元恋人を起こしました。彼は私を落ち着かせ、タクシーで最寄りの病院に連れて行ってくれました。

　病院へ行くタクシーでは動悸は治まっていましたが、発作を起こしたばかりで、いつ再発するのか不安が募りました。病院に到着すると、医師は、心電図や血圧などさまざまな検査をし、何も問題は見つからなかったと言いました。「精神的なもの、つまりパニック発作です」と。私は頭が混乱していて、医師の言っている意味が理解できませんでした。パニック発作？　違う、あれは心臓発作だったんだと。発作を起こしたときは、死んでしまうのではないかと思うほど苦しかったのですから。時間が経ちだんだんと落ち着いてくると、私の頭の中はすっきりとし始め、やっと私がパニック発作を起こしていたという事実を受け止めることができました。

　このとき、日本への３回目の留学で、慶応大学で研究をしており、ストレスの多い時期でした。なぜなら、研究期間が終わりに近づいていたのにもかかわらず、勉強を続けるのか、日本で働くのか決断ができていなかったからです。勉強を続けるにしても、私はまだPhD研究プロジェクト（博士課程の研究）を開始しておらず、働くにしても、日本企業が採用を開始する時期（３月）が迫っており、どうすればいいのかわかりませんでした。そして何より、自分が何をしたいのかわ

からなかったのです。そしてもう一つ、日本に残るのかイタリアへ戻るのかも問題でした。

　——イタリアに戻るべきかな……？

　それは失業を意味していました。現在イタリアは失業率の高さが問題となっているため、就職できない可能性が高かったのです。しかし、日本にいる期間は、さまざまなことに追われ大変なことが多かったので、イタリアへ帰りたいという気持ちもありました。一方、私が狂ったように愛していた元恋人が日本にいたので日本に留まりたいという気持ちもあり、揺れ動いていました。

　——日本にこのままいた方がいいかな……？

　大好きな彼ですが、山梨と東京で遠距離恋愛だったので、東京に一人で暮らすのは不安でした。そして、私の人生に大きな影響を与えてきた母から、毎日毎日、「家に、イタリアに帰ってきて！」と言われ続けストレスが溜まっていました。

　私の頭の中は考えごとでいっぱいでした。日本でもたまにする人もいるかと思いますが、欧米では悪い考えを取り除くために頭を振ります。私はすべての考えを取り除くために振り続けましたが、消えることはありませんでした。特に夜は、考えごとがつきることがなく、寝ることのできない日々を繰り返していました。

　不安だけでなく、長年の孤独感もありました。孤独は単に「一人でいる」ということだけではありません。たとえば、

何千人もの人々に囲まれていたとしても孤独を感じてしまうのです。実際、元恋人や友人と一緒にいたときも、寂しい思いを抱えていました。今ではこれは私の内面的な部分が原因であるとわかりますが、当時は外的要因であると考え、良い成績を取ることや友達を作り寂しさを埋めることで幸せになれるのだと信じていました。

　不安は私を孤独に感じさせ、孤独を感じることで私は不安な気持ちになっていきました。これが私が長年にわたって抜けられなかった悪循環です。

　病院の待合室で支払いを待っている間、靴を見つめ、考えを巡らせていました。ふと思い立ちバッグからノートを取り出し、メッセージを綴りました。未来の私に向けたメッセージでした。さまざまなものが思い浮かびましたが、なんとかまとめた言葉が「Pam, aripijate」。この一言です。私がこの言葉に込めた意味は、「パメラ、あなたの生活は改善する必要があります。あなたはまだ25歳です。のんびりと暮らし、あなたの人生をもっと楽しんでください。できなくても大丈夫、失敗しても大丈夫です。誰もが失敗します。博士号を取得しなくてもかまいません。日本語が話せなくてもかまいません。イタリアにいるのか日本にいるのか、どこにいてもかまいません。落ち着いて。幸せになって。そうしたら、何もかもが良くなるでしょう」。

　そのメモを見るたびに、私は自然に笑顔になれます。これ

までに、どれだけのことが変わったでしょう。この文章を書いている今、気がつけば涙が頬を流れ落ちていました（今日は会社じゃなくて家にいて良かった……！）。

不健康な食生活

　日本のサツマイモを４年間食べないようにしていましたが、約３ヵ月前にそれを解禁しました。ヨーロッパでは食べることが少ないですが、ミネラルが豊富な紫色の皮と黄色の果肉を持つ日本のサツマイモは、他国のサツマイモの品種よりも甘く、抗酸化物質とビタミンが豊富です。その甘さは砂糖や蜂蜜などを加えなくてもデザートやクリームを作ることができるほどです。銀の紙で包みオーブンで焼くだけでも美味しいです。

　さて、なぜ私が、これほど大好きなサツマイモを４年も断っていたのでしょうか？

　それは、初めて日本で生活していたときのことです。年に２回開催される日本語能力試験の第二級のテストであるＮ２に合格することを目標に、勉強に取り組んでいました。テストに合格するチャンスは年に２回しかないので、どうしても合格しなければならないと自分にプレッシャーを与え、１回で合格するように勉強に取り組みました。４ヵ月間毎日毎日、漢字、漢字また漢字、文法、聞き取り、さらに漢字、漢字、漢字の勉強を繰り返す生活を送っていました。当時は目を閉

じても漢字が浮かぶほどでした。

　一日の時間のすべてを勉強に費やしていたので、料理をするお金と時間があまりなく、クッキー、スナック、さまざまなジャンクフードなど、簡単に食べることができるもので食事を済ませていました。不健康な食事で刺激された胃と肌は限界を迎え、健康的な野菜を求めるようになりました。いろいろな野菜の中で、甘くて手軽に食べられるサツマイモを5本購入しました。

　勉強をし続けていたある夜、空腹を感じ、購入したサツマイモを食べることにしました。寝る前に炭水化物を食べることは健康的な食生活ではないと知っていましたが、それでもその日まで食べていたチョコレートバーよりはましです。

　私はサツマイモを洗い、フォークでいくつかの穴を開け、ラップで包み、レンジで10分間加熱しました。かなり大きさがあったので、半分だけ食べて残りはあとで食べようと考えていたのですが、一口食べたあとは無心で、気がついたときは最後の一口でした。満腹になり満足感もあったため、すぐに勉強に戻りました。ところが、しばらくすると、勉強ではなくサツマイモに思いを馳せており、もう1本くらい食べても良いんじゃないかと考えるようになりました。「体に害はきっとない」「野菜だから健康的」と思い込むことで自分を納得させ、もう1本食べる準備をはじめました。

　2本目を食べ終えると本当に満腹になりました。サツマイモで眠気に襲われましたが、勉強することが残っており、ま

だ寝る時間ではない、でも眠い、と睡魔と戦い、意味もよく
わからない同じ漢字を読み直していくうちに、また、サツマ
イモの考えに戻りました。

　この時点で、皆さんにもこの話の最後の展開が想像できる
と思います。少しのためらいの後、私は3本目のサツマイモ
に手をのばし、4本目、5本目も食べてしまいました。4本
目の途中で吐いたのにもかかわらず、5本目の途中まで手を
つけていました。

　そこからは地獄のようでした。私は一晩中吐き続け、ひど
い気分は翌日まで続き、大学の授業も出られないほどでした。
そして、サツマイモのことを考えるだけで、私は嘔吐するよ
うになってしまったのです。

　日数がどれだけ経ってもサツマイモは同じ効果を発揮し続
けました。匂いを嗅ぐだけ、思い浮かべるだけで気分が悪く
なるほどでした。それからというもの、残念ながらサツマイ
モは私の体が受け付けなくなってしまったので、サツマイモ
のアイスクリームとスイートポテトは私のお気に入りの日本
のデザートリストから除外されました。以前は大好きだった
サツマイモが食べられなくなり、とても悲しくなりました。
これが、私がサツマイモを4年間食べなかった理由です。

　実は、これはサツマイモに限ったものではありませんでし
た。あんなに気分が悪くなったのに、他の食材でさえ同じ行
動をとっていたのでした。たとえば、500グラムの朝食用シ
リアル、マシュマロ、ピーナッツバター、ヌテラ。イタリア

に帰る直前に、友人のために買った抹茶のキットカットを30分で2パック食べてしまったこともありました。小さい頃からこのような傾向があり、習慣のようになっていました。一番の大好物であったヌテラはいくら怒られても、目に入るとなくなるまで食べ続けてしまい、母はいつも私から隠していました。しかし、何度隠されたとしても私は見つけ出し食べてしまうのです。

　そして、このような爆食の後には、罪悪感をなくすために何日も絶食することになる、という生活を繰り返していました。

　私は何年もの間、過食の対策として家に多くの食材をストックしないようにしてきました。甘いものが欲しければ、コンビニに行って食べたい量だけ買って食べるようにしました。しかし、私は食欲を感じるたびに何かをすぐ買って食べてしまうので、それは実際には何も解決したことにはなりませんでした。

「私はイタリア人で、たくさん食べるのは生まれつき」と正当化していたこれらの問題は、ますます激しくなっていき、カウンセラーの助けを借りて初めて、これは何とかしなくてはならない問題であることに気づきました。確かに、私が破裂寸前まで食べることで満たそうとしたのは空腹ではなく空虚感だったのです。

　心理学では、この問題はBinge Eating Disorder（BED/ビ

ンジ・イーティング障害。過食障害）と呼ばれ、短期間に正常の量よりも大量の食事をとることが繰り返されるのが特徴の摂食障害です。患者は、目の前に食材を見つけると強い食欲を感じ食べたくなる衝動に駆られます。目の前から食べ物がなくなると冷蔵庫やパントリーを開けて、甘いものから塩味のものまでさまざまなものを食べ始めます。ビンジ・イーティング障害はうつ病、不安および人格障害を併発する障害です。摂食行動は、人の空虚感、苦しみ、絶望を満たします。自分の行動や体に対する嫌悪感が、憂鬱な気分を引き起こし、接触障害に走らせ、そのためにまた憂鬱を引き起こすのです。

運動不足

　子供の頃からティーンエイジャーまで、私が最も情熱を注いだことの1つとして、アーチスティックローラースケートが挙げられます。日本ではあまりポピュラーではありませんが、フィギュアスケートのようにローラースケートで滑る、と想像していただければわかりやすいと思います。もうすぐ18歳になるある日、スピンをしているとき、バランスを崩しお尻を強く打ってしまいました。体育館に私が転んだドスンという大きな音が響き、そこにいたすべての人の視線が私に集まったことを覚えています。同時に襲ってきたのは、言葉にできないほどの痛み。しかし、大したことではないと気にせず練習を続けたため、数日たっても痛みは治まらず、病

院に行くほどの痛みになりました。

　検査で私の尾骨は欠けていたことがわかりました。尾骨は背骨の一番下に位置し、固定できない骨のため、治療が難しくしばらく安静にする必要がありました。椅子の上にクッションを置いて過ごすことを余儀なくされましたが、大雑把な性格のため骨に度々刺激を与えてしまい、治療に1年も時間がかかってしまいました。今でも、特に雨の日は痛みのような違和感を感じることがあります。

　あの日以降、週8時間程度の私の運動習慣は、大学が始まる前までにはほとんどゼロになっていました。

　それが原因で体重が激増しましたが、私は深刻な肥満というわけではありませんでした。実際、運動もせずに過食してしまった日の次の日は、罪悪感にさいなまれ、断食するという生活を交互に繰り返していたためです。何度も言いますが、私は本当に太っていたわけではありませんでした。とは言っても、私は自分の体を大事にすることもケアすることもなく、ぞんざいに扱っていたのは事実です。

　初めての日本への留学の際、さらにこの習慣は悪化しました。私は常に勉強しようと本にかじりついていたため、一日中動かないことは日常茶飯事で、さらに体を動かすことはなくなっていきました。心配した友人から私は、インターネットで見つけたトレーニングプログラムを毎週一緒に始めるように説得されました。1回30分の運動。一度ハマってしまうとやり続けてしまうのが私の性格。プログラムでは筋肉を

休ませるために週3回程度のトレーニングを推奨されていましたが、熱中した私は、トレーニングを毎日繰り返しました。

そして3週間ほど経ったある日、ジャンプスクワットのやりすぎで、右足の腱を痛めてしまったのです。病院ではやはり、医者からのドクターストップがあり、運動をやめ休むように忠告されました。そのため、1ヵ月間大学に足を引きずって通いました。

食べ物と同じように、運動をしていても、0か100のように両極端の行動を繰り返しました。巨大銀河系のような暴飲暴食と断食を繰り返す日々。激しいトレーニングを行う日もあれば、階段を降りる気がしないために家から一歩も出ない日もありました。

あれから数年が経過し、私はこれらすべての問題をなんとか克服することができました。マインドフルネス、健康的な食事、運動のおかげです。

この不安と不幸のトンネルから抜け出すために、私はたくさん勉強し、汗を流さなければなりませんでした。まず、心理療法。私はカウンセラーから毎週課される「課題」に取り組み、頭に浮かぶ考えにコントロールされないように、自分を俯瞰して見る方法を学びました。

それは、出来事に対して感情が沸き起こるたびに、自分の考えに注意を払うということです。自分を知るという方法を学んだのです。

さらに禅の瞑想を通して、不安から解放され、私はますますリラックスすることができました。

　食事に関しては、マインドフル・イーティングとセラピーで問題解決に取り組みました。和食の魅力を再発見したおかげで、健康的で正しい食事をとりたいと思えるようにもなりました。和食は健康的で非常に栄養のバランスが取れているので、基本的な和食の作り方を学ぶことで私は食生活の問題を克服することができました。

　自炊を始めることで栄養が豊富で健康的な、バランスの取れた食事を毎日とれるようになりました。以前より自炊が楽しくなり、和食の本をたくさん買い集めました。以前まで私は食べ物を「精神を安定させる材料」としていましたが、「料理して得られるもの」「健康的な体を作るもの」として考えるようになったのです。

　そして定期的な運動も始めました。週に一度ジムのレッスンを受け、長時間の散歩やトレッキングをし、常に長時間座りっぱなしにならないようにしています。

　運動が習慣になっているので、気分が良くなりました。夕方になると精神的にも肉体的にも良い疲労感を感じます。長年の問題であった不眠が解消されすぐに眠れるようにもなりました。

　私は1人でいる時間も好きになりました。自分自身との関係性が良くなり、友人とも良い関係性を築けるようになったのです。

私の人生が変わったのは、私が揺るぎない努力をし、明確な目標を立てたからであることは間違いありません。しかし、その根底にあるのは、日本という国が教えてくれた習慣や考え方だと思います。その素晴らしい力が、私を手助けしてくれたのです。

第2章

マインド
フルネス

Capitolo 2

La mindfulness

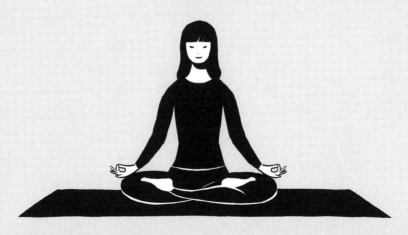

みなさんはマインドフルネスという言葉を聞いたことがありますか？

　私は、現在の会社で働き始めるまで、言葉自体は知っていても「マインドフルネス」が何を意味するのか、はっきりとは理解しておらず、特に興味もありませんでした。わかっていたのは瞑想の1種であるということです。

　禅仏教と瞑想については、大学の日本の宗教史コースで学びましたが、当時興味がなかった私は、年号や名前、教訓だけしか覚えていませんでした。授業で瞑想について学んだ後、私も何度かYouTubeの動画をガイドにして瞑想して眠ろうとしましたが、集中できず、すぐに飽きてしまいました。

　現在の会社へ就職してすぐに、自社の出版した本を知るようにと、上司が禅僧・精神科医の川野泰周氏が著者の『脳がクリアになるマインドフルネス仕事術』をすすめてくれました。

　なぜ私はこのような大事な理論について何も知らなかったのだろうと衝撃を受けました。私は瞑想の力を過小評価していたことに気づいたのです。

　現在の会社は出版社のため、どんな言語の書籍も簡単に手に入れられます。知識欲に燃え、私はマインドフルネスについて少なくとも週に1冊の本を読むようになり、Jan Chozen Bays、Russ Harris、Mattheu Richard、Mark Williams、Kabat-Zinnなどの著書や、ニューヨークタイムズベストセ

ラーのEkhart Tolle著『パワーオブナウ　魂が目覚める日々
の言葉』、Michel A. Singerの『今、目覚めゆくあなたへ』を
読みました。したがって、私はマインドフルネスの理論につ
いては専門家ではないけれども、この実践方法についてそれ
なりに理解していると思います。

禅の瞑想とマインドフルネス

「マインドフルネス」という用語は、仏教の経典で使用され
るパーリ語で「完全な精神的認識」と「注意深い研究」を意味
する「サティ」という言葉の翻訳に由来します。マインド
フルネスはマサチューセッツ大学医学部準教授であるジョン・
カバット・ジンによって行われた研究のおかげで、医療分野
での導入と実践が広がり、全世界に普及していきました。彼
は科学的知識と仏教哲学およびヨガの知識を融合させ、1979
年にマサチューセッツ大学にストレス低減センターを設立し、
そこでリラクゼーションおよびストレス軽減のためのプログ
ラムを開発しました。このプログラムは、仏教哲学と伝統的
な瞑想技術の概念を西洋医学に適応させたものです。

　マインドフルネスと禅は似て異なるものですが、瞑想を通
して育むことができるものであるという点は一緒です。マイ
ンドフルネスの目的は、物事から自分の意識を切り離し、意
図や判断を用いずに「今ここ」にいる自分の考えや感情をた
だ認識している状態を実現することです。この「分離」のお

かげで、マインドフルネスは、自分の中で起こっていること
や周囲の環境を受け入れるのに役立つのです。

　マインドフルネスは今や世界中の人々が知っていますが、
その真の意味、そして何よりも瞑想との違いについてはまだ
多くの混乱があります。多くの場合、これらは混同されたり、
同義語として使用されたりしますが、実際には非常に異なる
ものです。少し離れたところから見てみましょう。
　マインドフルネスとは、いわゆる「今ここ」に存在するこ
とを意味します。マインドフルであることは、まさに「今こ
こ」に注意を向けていることを意味します。心は完全に今、
この瞬間に集中していて、気が散ることはなく、過去を振り
返ることや、未来に思いを馳せることもありません。それは
自分自身や身の回りにあるものへの考えや判断から解放され
た状態のことを指します。したがって、マインドフルネスと
は、自分自身と周囲のすべてのものとの間を完全に平和な状
態に保ち、思考の流れが止まらないような混沌とした状態か
ら解放された心の状態のことをいいます。

　マインドフルネスが到着したい目的地、目標であるならば、
瞑想は目的地に連れて行ってくれる電車という交通手段と考
えることができます。ここではっきりとさせておきたいのは、
瞑想は、チベットの山々での精神統一や凍るような滝の下に
座って滝行をすること、またはあぐらで何時間も座って修行

することを必ずしも意味するわけではありません。瞑想とは、自分自身の内部で何が起こっているかに注意を向けるテクニックを意味します。それは集中するためにすべての思考を遮断する行為であり、怒り、恐れ、不安を制御し、仕事や研究などの物事に集中し続けるために精神を訓練するのに役立ちます。したがって、マインドフルネスとは「状態」であり、瞑想とは私たちがその状態に到達することを可能にする「行動」です。

この2つを明確に区別して考えることは非常に重要です。なぜなら、マインドフルネスが目的地であり、瞑想が交通手段である場合、それは私たちが他の交通手段で目的地に到達できることを意味するからです。電車だけでなく、バス、車、バイクでも。多くの人が信じているのとは反対に、マインドフルネスの状態に到達する方法はたくさんあり、瞑想がおそらく最も効果的な方法であるとしても、他の多くの方法の力を過小評価してはなりません。抹茶を飲んだり、銭湯に行ったり、詩を読んだり、山に登ったり。これらの行動でさえ、私たちがマインドフルネスに到達するのを助けてくれます。

抹茶

II matcha

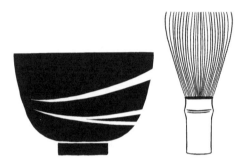

　おはようございます！ 東京の秋の寒い月曜日にこのページを書いています。私はこの旅を始めるために何について話すことができるか多くのことを考えました。私が毎日1日のはじめに飲んでいる抹茶についてお話しすることにします。

　では、抹茶はマインドフルネスとどういう関係があるのでしょうか？

　抹茶は日本で飲まれているお茶の種類のひとつで集中力を高め、同時にリラックスするのに役立ちます。また、非常に健康的で、1日を始めるのに最適な飲み物です。

私は毎日抹茶を飲むことを習慣にしています。歯を磨く前であっても、毎朝抹茶を飲むことが毎日の最初の行動です。目覚めてすぐに抹茶を飲むなど、少しも意味がないと感じられることでも、必ず違いが生まれます。前出『Atomic Habits』の著者であるジェームズ・クリアーが言うように、違いを生むのは小さな習慣です。成功して目標を達成するには、明確な改善が必要であると思います。しかし大きな変化と言っても、それは１％の改善の積み重ねであり、毎日の変化に気付くことがなくとも、長い目で見れば素晴らしい結果につながります。より成長した人間になるための私の毎日の１％は、熱い抹茶のカップから始まります。

まめ知識！

コーヒーか抹茶？

　コーヒーも抹茶もカロリーが低く、味は苦味があります。どちらにもカフェインが含まれており、特にコーヒーにはカフェインが多く含まれています。

　どちらも私たちのエネルギーレベルを上げるのに役立ちますが、コーヒーは即効性はあるものの持続力が低く、抹茶は長く効果を発揮します。

抹茶の特徴

　抹茶の特性が私たちの体に有益な効果をもたらすことが今では知られており、世界中でますます多くの人々が飲み始めています。では、抹茶が特別な理由は何でしょう？

　抹茶は、他種の緑茶よりもはるかに健康的で有益であると考えられています。これは、作り方や消費方法によるものです。実際、抹茶は最高の葉自体をそのまま挽くことによって作られます。そのため抹茶は茶葉を粉にしたものなのです。また、飲み方も緑茶は茶葉にお湯をかけ抽出するのに対して、抹茶は粉末を水に溶かし、よくかき混ぜることによって飲まれます。違いを理解するためにほうれん草を想像してください。緑茶はほうれん草の茹で汁だけを飲むように茶葉の一部の栄養素を摂取するのと似ていますが、大部分である葉は捨ててしまいます。一方で抹茶は葉のすべてを使用するので、含まれる栄養素をより多く摂取することができます。

　抹茶はフリーラジカルの悪影響を中和する役割を担う抗酸化物質が豊富です。慢性的なストレス、揚げ物や汚染された空気の乱用でその形成が加速されるフリーラジカルは、心臓、目、脳、皮膚の病気の発症の原因になる可能性があります。抗酸化物質はフリーラジカルを排除し、体のバランスを回復し、免疫システムを永続的にサポートします。それらの影響は老化プロセスを遅くし、私たちをより健康でより健康的に見せることができます。

抹茶は、リラックス効果もあり、私たちが集中し続けるのにも役立ちます。脳内のアルファ波の放出を刺激するアミノ酸であるテアニンが豊富で、眠気を引き起こすことなく、気分に影響を与え、リラックス感と安静を呼び起こすことができます。このため、抹茶は瞑想を通して得られるのと同様の緊張緩和の状態を誘発するのに役立ちます。このため、日本の禅僧によって、長時間の瞑想の間の平和と心の明晰さの維持を支援する手段として、使用されてきました。さらに、痩身ダイエットに最適で、抹茶に含まれるカテキンが脂質燃焼を促進する効果があります。研究によると、ポリフェノール（カテキン）は抗酸化作用により、がんや動脈硬化などの生活習慣病を改善するのに役立つといわれています。[注1]

茶道

　抹茶は中国で飲まれはじめましたが、臨済宗の創設者である明菴栄西（1141－1215）が中国への旅行後に茶樹の種を持ってきたおかげで、12世紀になって初めて日本に到着しました。栄西は日本に初めて抹茶を持ち込んだだけでなく、お茶に関する本を書いた最初の人物でもありました。彼の著書『喫茶養生記』は1211年に出版され、健康に富んだ飲料としての抹茶の利点について語り、日本人に抹茶を日常的に飲むように促しました。鎌倉時代に、長い瞑想中に目を覚まし続けるためにお茶を飲んだ禅僧によって日本で普及し始めまし

た。

　13世紀ごろには、武士の間で茶道をすることがステータスになりましたが、一般に普及するのは16世紀ごろ。現代の様式になったのは、中国の茶道を日本式の精神的な茶の世界に変えた村田珠光（1423 − 1502）が登場してから。一般的にはあまり知られていませんが日本の茶道の真の創設者です。

　今日の茶道の形を流行させたのは、政治知識と切腹で有名な千利休（1522 − 1591）。彼は、素朴なシンプルさや、自分と向き合うこと、わびさびの概念など、今日まで残っている茶道を確立した人物でもあります。わびさびは不完全なものの美しさの探求で、素朴な茶道具の使用を好んだ禅の修行から受け継いだ、儀式の調和、尊敬、清潔、静寂、「和敬静寂」を意味します。

所作

　茶道ではルール、茶器、装飾などが多く、この章だけでは説明しつくすことができません。そのため、簡単にお話しさせていただきます。

　場所は、母家から離れた庭に囲まれた小さな茶室で行われます。出入り口は背をかがめて入る躙口と呼ばれる戸口を使用します。内装はとても洗練されていてシンプルで装飾は床の間にあります。それぞれ、掛軸、四季折々の花（茶花）、香合が置かれています。

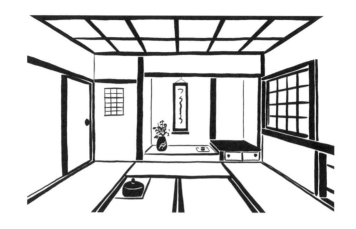

　招待側がその場に合うように特別に選んだおもてなしの心
が、茶道の道具に詰まっています。

　一般的に、茶道には簡潔に済ませる茶会とより厳格な手順
に沿った茶事の２種類があります。茶会は、茶菓子と薄茶ま
たは濃茶を振舞う簡単な会です。茶事は懐石料理と茶菓子と
濃茶と薄茶を含めたフルコースになります。茶事は約４時間
続き、その間ゲストは庭園を散歩するための時間などもあり
ます。濃茶は薄茶の２倍もの抹茶を使用するため、一般的に
抹茶として飲まれるのは薄茶になります。茶道で提供される
のは通常の急須で抽出するような緑茶とは違い、抹茶を竹の
先を細かく裂いた茶筅でよくかき混ぜたものです。

　招待側は、畳に正座をし、抹茶の苦味を和らげる和菓子を
提供し、濃茶は濃度が高いため同じ器ですべてのゲストと共

有します。提供時は正面に装飾された側面が向いているため汚さないために右に3回程度回し抹茶の味を楽しみます。飲み終わった後は自分が口をつけた部分を拭い、元の正面に戻し次の人に回します。

　抹茶のダマを防ぐための竹製の泡立て器は茶筅、お茶を飲むための器は茶碗、茶碗に湯を注ぐための竹製のものをひしゃく、水を温めるためのやかんは風炉釜など、茶事中に使用されるすべての道具には特別な名前と意味を持っています。これらは貴重で高価なアイテムであることは言うまでもありません。

茶道の初体験

　初めて茶道をしたのは21歳、お茶の水女子大学に留学生として通っていたときです。大学では、書道、着物、三味線の授業など、日本の伝統文化を体験する機会がありました。その日、私は大学の歴史コースで勉強し、そしてYouTubeで予習をしていたため、茶道について知り尽くしていると信じ茶室に入りました。しかし、私はこの考えを変えなければなりませんでした。私は何も茶道について理解できていなかったのでした。

　私の茶道の初体験は大成功とは言えないものでした。当時の私の日本語能力では説明のほとんどを理解することができなかったため、とにかく参加者の身動きを見よう見まねで

やってみました。その中で私が何より苦痛だったのは座り方、つまり正座でした。

まめ知識！

正座の漢字は「正しく座る」という意味ですが、もともとは1つの漢字「坐」で表現されていました。その意味は、二人が地面に向かい合って座っていることを意味します。この役割は日本文化に深く根ざしており、日本での一般的な座り方の1つです。正座は、ふくらはぎの上に太ももがくる座位です。膝の位置が男女で異なり男性の場合は膝がこぶし1つ分離れており、女性の場合はくっついています。ふくらはぎにあまり体重をかけないように、お尻はかかとで支えますが、ご想像のとおり、この座り方は非常に苦痛です。

2・3分後、私の足は何千本もの針が足に刺さったような痛みと他の誰かのものになってしまう感覚に陥り、私は足の感覚を完全に失い、痛みのうめき声を発するしかありませんでした。そんな生徒を見慣れている先生は足をくずしても良いと言ってくれ、ようやく正座の苦痛から解放されました。その後、あんこや餅、寒天、栗クリームなどで作られる和菓子を食べました。欧米の友人と同じように、私には和菓子の美味しさについて説明することができません。美しく、とてもカラフルで見た目は好きですが、当時は味に魅力を感じず完全に好きにはなれませんでした。何より、あんこが理解で

きません。たい焼きの中に栗のクリームやチョコレートではなくあんこを入れる理由や、アイスクリームやチョコレートが食べられるのに、なぜ和菓子を食べるのかが理解できないのです。日本食は好きですが、和菓子の美味しさはわからないままでした。

　細かく決められたルールも茶道を複雑化させている要因でしょう。部屋に踏み入る足、座るまでの歩数、道具の正確な位置。すべてにきめ細かい振る舞いとルールがありました。それぞれの作法をする理由をたずねてもはっきりした答えはなく、ただ実行することを求められました。その日は先生から手渡されたお茶を味わうことができず、その行為の無用さを考え続けてしまいました。日本の伝統芸能を体験できたことは良かったのですが、口の中に苦い味を残し、部屋を後にすると安心感が広がりました。茶道は、日本の伝統であると同時に、日本社会の構図を表していると感じました。規律や尊重する多くのルールがあり、すべての人がそれに従います。そのルールについて正しいか間違っているか、なぜ存在するのか、誰が生み出したのか、など誰も疑問に思うことはありません。

ターニングポイント

日本文化を理解するのにかかる時間はそれぞれです。完全に理解するために一度の経験で良い場合もあれば、徐々にしか理解できないものもあります。しかし、経験するたびに少なからず何かを学ぶことはできます。そして、以前は見逃していたことを少しずつ理解するたびに、全体像のほんの一部に過ぎないことに気づきます。森下典子氏が著書『日日是好日 「お茶」が教えてくれた15のしあわせ』の中で書いているように、茶道もその1つです。

最初の体験から6年が経ち、多くの変化や経験を積み重ねてきました。過去を振り返ると、日本と私との関係が進化したことには驚きです。 以前はわさびなしの寿司を好んで食べていましたが、今ではわさび抜きは冒涜のような気さえします。さらに、私は日本人が会話の合間にあいづちを打つことが理解できませんでしたが、今は母が私をからかうほどにイタリアでもその習慣が抜けなくなってしまいました。納豆が気に入らなかったのですが……まあ、これは変わっていない数少ないものの1つかもしれません（笑）。和菓子や茶道について、以前は理解できず学びを見出すことができませんでしたが、私がまだ熟していなかったからです（社長がいつも冗談で言う、「日本人になった」からではありません（笑））。

あいづちは、聞き手が聞いている意思、理解していることを示すために会話中に使用するものです。日本人の聴衆からのあいづちは、聞き手が活発で議論に参加していることを示しながら、話し手を安心させる要素として認識されています。

外国人にとって日本人のあいづちは、同意のしるしだとして誤解してしまうことがよくあります。

「はい？」「え？」「うん？」など「はい」の言い方を変えたものや、「そうですね」「そうですか」「本当？」「マジ？」などです。

私が精神的平和への道を歩み始めたとき、私の中で何かが変わり始めました。フィルターも不安も、否定的な考えや判断もなく、今になってようやく物事の本質が見えてきたような気がします。私の世界へのアプローチが変わり始め、ようやく「今の瞬間」に全力を注ぐことができ、未来や過去を考えずに、日々の人生の小さな喜びを心がけて楽しむことができています。アーサー・ショーペンハウアー氏の言葉を借りれば、私はついに「マーヤーのベール」から解放されたかのように自分自身を解放しています。そして、私は再び茶道に触れ合う機会を得ることになるのです。

マーヤーのベール：インド哲学の概念で、人は「幻影」にとらわれており、悟りを開くと解き放たれるという考え方

その日感じた感情を説明するのはとても難しいと思います。社長と仲の良い大学教授が、社長と私を銀座の伝統的な日本の美術学校での式典に招待してくれました。茶室は安土桃山時代の部屋のスタイルを取り入れ、偉大な統一者である織田信長などの時代に流行した様式です。私は着物を身にまとい、部屋に通じる小さな扉から入りました。私は他の参加者と一緒に、正座で、会長と先生の前に並んでいました。簡単な説明の後、先生は準備の動作を始めました。私は優雅さと彼女の集中力に感動し、その週に蓄積された疲労をすべて取り除き心の平穏を取り戻すことができました。気づけば夢中になっていてすべての動作に集中していたので、足がどれだけ痺れたか、どれほど空腹で喉が渇いたか気がつきませんでした。なぜこのように行われたのか、なぜその道具を使用するのか、私は疑問に思いませんでした。理由はなく、先生の正確で決定的な動作だけがあり、その瞬間のように、私が「今ここにいる」という感覚は今までにないものでした。

　茶菓子でいただいた栗の和菓子は私が味わった最高のものでした。甘さが体に染み渡るようでいつまでも味わっていたいという思いから、その繊細な甘味をなかなか飲み込むことができませんでした。その後お茶を味わうと、口に残った心地の良い茶菓子の甘みと抹茶の苦味が混ざり合い、引き立て合う味わいの絶妙なコンビネーションに命が吹き込まれる思いでした。茶会が終わってから、足の感覚と言語能力を取り

戻すのに数分かかるほど茶道の世界に引き込まれました。シンプルな茶道が私を世界、人々、自然と結びつけ、私の心には決して感じられない「平和の感覚」を生み出すことができるとは信じられませんでした。これは日本の精神？ ついに茶道が日本人にとって何を意味するのか少し理解できた出来事でした。

さらにその日は、日本の伝統芸術である「抜刀」という、日本人でさえよく知られていない規律と集中力を発達させるための非常に興味深い芸術を試す機会もありました。こちらも、最高レベルの集中力を要しました。骨董品の刀を手にし、目の前の丸太を斜めに切ることに集中しました。

私は幼少期からおてんばで、女の子と一緒にいるよりも男の子と一緒に遊ぶほうが好きで、おままごとよりも戦争ごっこのほうが好きでした。それなのに、なぜ抜刀よりも茶道を好んだのか、理由を説明できません。両方の体験講座が終わったその日に、茶道月2回のコースに通うことに決めました（1時間のレッスンで6000円）。すべてのルールを知って、この芸術文化を100％理解できるとは思っていません。私にとって重要なのは、道具の使い方、着物を着て歩くこと、正座で苦しむこと、抹茶を味わうときの気持ちです。

1人でも和菓子と一緒に抹茶を飲みに行くようにしています。そして、6年前は評価していなかった抹茶が、今では私のお気に入りの毎日の小さな喜びの1つになっています。さ

らに、日本の菓子は、糖分が少なく、タンパク質、食物繊維、ミネラルが豊富な小豆や白豆などの「スーパーフード」が含まれているため、私のスイーツへの欲求を満たす健康的な方法でもあります。小豆はビタミンB群が豊富で、多くの健康的効果があります。

　ちょうど今日、アメリカ人の友人と一緒に谷中に行って、抹茶を使った和菓子を味わい、名物の猫の形をしたたい焼きも食べました。私は抹茶を、彼女はコーヒーを飲んでいる間、茶道の授業について話しました。彼女は言いました。
「面白そうだね。でも、退屈じゃない？ 足は痛くないの？」
　私はただ微笑みました。

銭湯、温泉、お風呂

Sento, Onsen e Ofuro

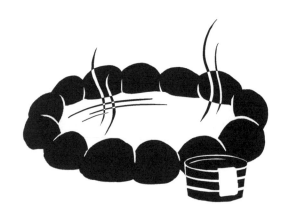

　いつか日本を離れるとき、何よりも恋しくなるのは、銭湯、温泉、お風呂といった日本の入浴文化だと思います。

　外国人の私の目には、これらの環境は、珍しく夢のような世界として映し出されています。そこでは、毎日の心身の疲労から体を洗い流し、真のリラックスと休息へ導かれます。

　日本人にとって、入浴は本当の浄化の儀式であり、それは欧米人よりも長時間になることも多く、またいくつかの規則があります。実際、浄化の概念に関連する水は、日本の主要な宗教である仏教と神道で基本的な役割を果たしています。どちらの宗教でも、すべての不純物（穢れ）を洗い流すことは、神社や寺院への訪問者や信者にとって基本的なステップ

です。たとえば、神社には手水屋（手水や浄化の泉）があり、訪問者は祈祷前に手と口を清めなければなりません。

　仏教の僧侶たちは、銭湯と温泉の普及に尽力しました。日本の入浴の歴史は、552年に仏教と一緒に日本に伝わり、仏教徒は入浴の儀式を日常の習慣に取り入れました。今日でも、日本では入浴は高水準の衛生状態を維持する方法であるだけでなく、日々のストレスから体と精神を浄化する方法でもあります。[注2]

　これらの場所は、人々の間の関係においても役割を果たします。私が通っている銭湯で子供がいる母親や、子供が背中を洗っている年配の女性を見つけることは珍しいことではありません。または、友人や同僚のような人々のグループで来ることもあります。日本では「裸の付き合い」という言葉があり、身体的にも精神的にも素の状態で思ったことを言い合えるような付き合いのことを指します。

銭湯

　銭湯は、文字通り一定の料金を支払い入浴する日本の公共風呂の一種で、お客様が体を洗い流した後にさまざまな浴槽（場所によって種類はさまざま）に浸ります。男性用と女性用に分かれており、服をすべて脱ぎ、バスルームに入ります。浴槽に浸かる前に、たくさん並んだうちの1つのシャワーを

選び体を洗い流す必要があります。

　私は、銭湯が大好きで、少なくとも週に1度は友人と行ったり1人で行ったりしています。新小岩に住んでいたときは、寮から5分ほどのところに銭湯があり、そこには4種類も浴槽があり楽しむことができました。私のルーティンは熱めのお湯に浸かり、水風呂に入る、そしてサウナに入り再び水風呂に入った後、ゆっくりとお湯に浸かるというものです。そのため、2時間や3時間も銭湯で過ごすことも多いです。特に木曜日は、その週の疲れがどっと出るため銭湯は欠かせません。入浴後、私はいつも生まれ変わったように感じます。脱力感があり、暑くて、そして非常に、眠くなります。銭湯は私の睡眠に大いに役立っています。

　ただし、初めから銭湯が好きだったわけではありません。それが習慣になる前は、多くの欧米人がそうであるように私は他の人の前に裸で立つことができませんでした。裸になることに抵抗がない人も多いと思いますが、私にとって裸になるということは、誰に見られているか（老婦人であれファッションモデルであれ）は重要ではなく、誰かに見られているという事実に羞恥心をくすぐられるのでした。友人同士で銭湯に行き裸で会話し始めるのが理解できませんでした。このため、日本での最初の2年間はほとんど訪れていません。

　好きになったきっかけは、3度目の来日の際に寮近くの銭湯に行ったことです。当時、私は非常にストレスを抱えており、ひどいにきびがありました。気分をリフレッシュするた

めに入ったサウナで汗をたくさんかいたことにより、翌日ニキビが小さくなったことに気づき、そこから週に1度通うようになりました。それでもまだ、裸になることに抵抗があったため、最初は1人で行きました。通ううちに、誰も私の体を気にしていないことに気づきました。外国人であるため見られることはありましたが、誰も注目はしていませんでした。皆、自分自身を洗ったり、広い浴槽でリラックスをし、それぞれの時間を楽しんでいるため、私がルールを守っている限り私の体にセルライトがあろうとなかろうと関係ありません。

　次第に銭湯に行くのが習慣になり、数ヵ月後、私は太っていること、裸でいること、にきびがあること、セルライトがあることを気にしなくなり、銭湯の素晴らしさに気がつくことができました。それから、寮の友達と週に2回行くようになりました。そして今、銭湯は私にとってなくてはならないものです。

温泉

　裸への抵抗感がなくなった私は、ハイキングの後によく温泉へ行きます。長い山道で汗をかき、疲れた体に、大きな日本の温泉に浸かりリラックスできることより素敵なことはないと思うほど。広い浴槽でリラックスすることは、いつか日本を離れなければならなくなったとき、最も後ろ髪を引かれることの1つになっています。

実はイタリアは温泉が豊富な国です。過去数世紀から今日まで、イタリアのスパは並外れた量と質のための特権的な土地でした。イタリア半島中部の先住民族であるエトルリア人にとっては幸福と健康を見つけるための神聖な水域でした。古代ローマ人にとってはもっと重要なものでした。彼らは温泉水の有益な効果を知っていただけでなく、温泉は幸福、美しさを得るだけではなく重要な関係を生み出す場所でもありました。日本に近しいイメージだったのです。しかし、現在のイタリアのスパに行くことは、日本の温泉に行くこととは全く異なる意味を持ちます。

まめ知識！

　イタリアでは、スパに行くことは、通常、施設に1日以上滞在することを意味します。マッサージ、泥の治療、健康治療など、使用できるサービスがあります。さらに、イタリアンスパと言えば、男性と女性が一緒に水着で浸ることができる、お湯の入ったプールが思い浮かびます。想像力をかき立てるということもなく、かなり高価です。価格はサービスによって異なりますが、1日あたり90ユーロ以上（日本円で1万円超え）。そのため、スパは誕生日または記念日の贈り物として知られています。確かに少々高額で、月に何度も行けるものではありません。

初めて日本に引っ越したとき、日本で温泉の文化がどれほ

　　　　　　第2章　マインドフルネス

ど重要であるかについて、私はかすかな考えしか持っていませんでした。アニメから学んだことがすべて。特に子供の頃のお気に入りのアニメである『らんま$\frac{1}{2}$』では、赤い頬とタオルを頭に乗せてお湯に浸かっているキャラクターがよくいました。裸で。

　日本の温泉は、水に溶け込んだミネラルが特徴で、入浴することで身体的な効果を得られるものが多くあります。ミネラルが異なれば健康上のメリットも異なり、すべての温泉は心と体にリラックス効果をもたらします。温泉には、屋内と屋外、男女混浴と男女別などさまざまな種類があります。

　日本には3000以上の温泉エリアがありますが、各エリアには効能の異なったさまざまな温泉があります。たとえば、大分県のウェブサイトには県内だけで5000近くの温泉地が掲載されていますが、これらの温泉地は場所によって大きく異なります。

　政府によって温泉として法的に指定されるためには、源泉は19の特定の鉱物のうちの少なくとも１つを含み、温度は25℃以上でなければなりません。40℃を超える温度が一般的です。

　私にとって初めての温泉の記憶は銭湯のときとあまり変わらず、「とても、とても恥ずかしい」ということでした。日本人にとって、温泉は単なる娯楽ではなく儀式であると私は感じています。また、日本の文化に深く根ざしているため、誰もがルールを知っています。そのため私は温泉での振る舞

いややってはならないことなどのルールをインターネットで読み、温泉内でも他の女性の行動に注意を向けていました。私は一人で、唯一の外国人であり、間違いをすることを恐れていたため、観察されていると感じリラックスすることはできませんでした。お湯につかるのは好きだけど、二度と入るまいと思いました。

温泉への絶対的な愛情は、本当に美しい温泉がある山梨に行き始めたときに生まれました。私のお気に入りは初花温泉です。元恋人の家からわずか1駅のところにあり、どこにもない美しい温泉で、いつも空いていました。9種類の浴槽がありそれがたったの700円で楽しめるのがとても感動でした！山梨を抜けるなら行くことをおすすめします。

私が何度か行った、そして私が強くおすすめするもう1つの温泉は、はるかに有名ですが到達するのが難しいほったらかし温泉です。丘の上にあるため車が必要ですが、美しい景色を眺めることができ、雲がなければ、富士山の素晴らしさを満喫できます。

まめ知識！

古代ローマの温泉や日本の温泉についてもっと知りたい人は、ヤマザキマリの漫画を原作とした映画『テルマエ・ロマエ』を見るのをおすすめします。この映画で、またしても私たちは日本という国に驚かされることになります。独創的な奇妙なストーリーです。

ルシウス（ローマ人に見えるようにメイクした阿部

寛）が、ローマの浴場と現代の日本の公衆浴場をつなぐ時空の入り口を発見し、日本の銭湯の中の富士山の絵、ガラス瓶に入っている牛乳、日本の入浴文化全体に魅了され、ローマ浴場に応用させるという内容です。

　どちらにも温泉があるものの似て非なるもので、酷似した文化を日本とイタリア（ローマ）と比較しており、違いがこんなところにあるのかととても驚きました。

お風呂

　日本のお風呂は、西洋にあるようなシンプルな浴槽ではありません。かつては木造でしたが、現在は通常ステンレス鋼やプラスチックで作られています。洗練されたシステムにより、お湯を入れる時間、レベル、温度を設定することができます。

　体の洗い方も欧米とは異なります。体を洗う際には小さな椅子に座り、自分をすすぐ際は、浴槽にためてあるお湯をボウルまたはバケツに入れて使います。

　また、入浴が終わっても浴槽は空にすることはありません。入る前に掃除をするため、きれいに浴槽のお湯を保つことができるので、通常、家族全員がお湯を入れ替えずに同じお湯で入浴します。翌日、洗濯のためにこのお湯を使う人もいます！

正直なところ、私は自宅で入浴することはあまりありません。時間があれば、家の近くの銭湯に行くのが好きです。でも、月に1、2回くらいは、ワインを飲みながら、自宅でリラックスしたお風呂を楽しみます。バスソルトを入れたり、浴槽をキャンドルで囲んだりしています。多分、これってかなり西洋風！

　結論として、日本の入浴文化が私にもたらした効能は次の3つです。
　まず第1に、サウナと冷水と温水の浴槽の交互のおかげで、私の皮膚と血液循環の状態が改善しました。実際、サウナは老廃物を排出するのに役立つため、皮膚を明るく透明にし、肌細胞をより弾力性のあるものにします。
　第2に、銭湯に通うことで不眠症が改善されました。ヒートバスはリラックス効果で夜の睡眠を促します。いつも銭湯から出るとすぐにあくびが出るくらいリラックスしているような気分になります。
　最後に、それは私が自分の体に対して感じた恥ずかしさと嫌悪と闘うのを徐々に助けてくれました。私は見た目で判断したり、肌がきれいでないと自分を叱るのをやめ、自分自身をそのまま受け入れて愛し始めました。さらに、女の子、女性、お年寄りと一緒に裸の空間を共有することで、以前は恥として見ていましたが、隠されたセルライトのある体の老化について、異なる認識を持ち始めました。そして今、私はそ

れを避けられない自然なものとして見ることができるように
なりました。真に幸せで自分自身と調和する唯一の方法は、
年を重ねることを受け入れ、自分を愛し、心を解き放つこと
を学ぶことです。

スキンケア

　日本人は銭湯で、何度も何度も、自分の体をこすったり、
洗ったり、熱湯に浸かったり、またこすったりして多くの時
間を過ごします。温泉や銭湯に行くと、いつも心を込めて肌
のお手入れをしています。日本人がとても若く見えることを
知っていますか？　欧米人が日本人の年齢を推測したい場合
は、10歳まではいかないにしろ、5歳はプラスして考える
と良いでしょう。遺伝的要因も大きいですが、よく見ると肌
の状態も関係しています。

　日本で一番印象に残ったのは、女性だけでなく男性もが肌
を大切にする姿勢です。欧米では日照時間が少ない場所もあ
り、太陽にあたっていない白い肌よりは日焼けした健康的な
肌が人気のため、日中は公園などで日を浴びる人が多くいま
す。一方日本では肌の美しさが美の象徴であり、白く毛穴の
ない肌が現在は人気です。そのため毛穴ケアの商品や保湿を
しつつ肌を白くする作用のある成分が入っているスキンケア
用品に人気があります。

　また、欧米では体をジェルや石鹸などで撫でて洗い流すだ

け（バスタブに入浴剤を入れるのではなく石鹸を溶かし浸かるだけで終わりにする人もいる）なのに対して、日本人は体を洗うときは基本的にはナイロンやポリエステルなど化学繊維でできたボディタオルや豚毛などでできたボディブラシに石鹸をつけ体を洗います。これは、日本の夏は高温多湿になり冬は乾燥するという具合に、時期によって湿度の変化が見られるため、日本人の肌は欧米に比べて薄く、皮脂量の分泌も多いので日頃のケアが必要になるからです。そのため、風呂に毎日入ることはもちろん、優しく肌を扱うことが重要になります。

　夏に日本に行ったことがある人なら、大きな帽子、サングラス、日傘で上から下まで覆っている人を目にするでしょう。黒い生地の長袖を着る女性もいます。日光を避け、日焼けによるエイジングトラブルを防止するためです。太陽は生命の源ですが、皮膚のたるみ、しわ、赤みを引き起こす原因にもなります。西洋人にとって、特に地中海の血を持っている私たちにとって、それは完全に逆です。私たちは日焼けした肌が好きで、日光浴をしたり日焼けをしたりするために積極的に海や公園に行き、サンクリームなどを肌に塗り、できるだけ健康的に見えるような小麦肌になろうとしています。

ヨーロッパでは昔、色白の肌は貴族の印であり、屋外で肉体労働をした人と貴族とを区別する判断基準でもありました。しかし、産業革命以降、事態は逆転しました。日焼けは屋外でスポーツをするなど健康の象徴として受け入れられ、青白い人は1日中部屋に閉じこもっているような不健康な人とされました。海で日焼けしているココシャネルの写真のおかげで、日光浴と日焼けがさらに人気になりました。1929年『ヴォーグ』は、小麦肌（イタリアでは蜂蜜色の肌）の流行により水着、化粧品、衣類などの新しい産業の誕生につながったと宣言しました。

日本人が常に健康的で潤いのある肌を保っている理由の1つは、多様でバランスの取れた食事にあります。特に緑茶を飲む頻度が多いことが紫外線によるダメージを和らげ、皮膚細胞を再活性し、炎症を軽減することで（特にニキビができやすい肌の場合）、肌の色のバランスを保つのに役立っています。さらに、クレンジングと保湿のケアも西洋とは異なっています。日本は部分によってクレンジング剤を分ける人もいるほど気遣っていますが、西洋では一気に洗い流す人が多いです。また、日本人は保湿することが化粧水などを使用する大きな理由ですが、西洋では拭き取り化粧水などが多く、保湿というよりも余分なものを取り除くといった意味が大きいです。このように肌のお手入れ1つとっても全く違うのです。

マインドフル・クリーニング

Mindful cleaning

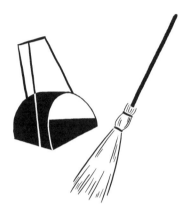

　私のほぼ28年の人生の中で、母が私を誇りに感じること
が何度もあったと思います。私の学校の成績、スポーツ大会
の結果、職場での昇進など……。しかし、私のアパートを見
せたときほど、彼女が喜んだことはありませんでした。清潔
できちんとした部屋。スッキリと片付いていて、物はごくわ
ずかです。

　メイドとして働いていた掃除好きの私の母は、一緒に暮ら
していた頃は私の散らかし癖にいつもうんざりしていました。
罰、叱責、脅しは役に立たなかったのです。家族の中で、私
は常に誰もが認める「無秩序の女王」でした。掃除して整頓
したばかりの部屋を30分で「元通り」にすることができます。

机の上の無限に重なる本の山、いたるところに散らばっている消しゴム、紙、ペン、衣服で埋められた椅子、汚れた床とほこりっぽい家具。時々私は魔法の力を持っているように感じました。私が触れるすべてをめちゃくちゃにしてしまう力です。

　日本に移住してからは、ほとんど寮に住んでいました。六平方メートルの部屋に住んでいる私のような厄介な人を想像してみてください——ドアを開けるのが難しい、なんてことは日常茶飯事です。置いた場所を思い出せず、探しものに時間を無駄にし、不要なものを何1つとして捨てることはなく、私が持つスペースに対し分不相応な量のものを無駄に貯め込み続けました。

　多くの無秩序な人たちはその無秩序な環境で問題なく生きることができますが、私は自分の散らかし癖に嫌気がさしていました。散らかった場所では集中できず、勉強もはかどりません。それに、私は汚れが嫌いで、臭いに非常に敏感です。

　これを聞くときっと、あなたは「なぜ、自分で袖をまくって掃除しなかったのですか？」と、尋ねたくなるかもしれません。その答えはシンプルで、ただ片づけを先延ばしにしていたからです。私は家事をするのがとても嫌いだったので、状況がどうすることもできないレベルになるまで先延ばしにしました。たとえば、自分の部屋でゴキブリを見つけたとき。家の中でゴキブリを見つけることは珍しいことではありませんが、掃除されていない部屋がゴキブリに出会う可能性を高

めていると言っても過言ではありません。東京のゴキブリは
ローマのゴキブリとは違い、夜の間にあなたを生きたまま食
べることができる巨大な獣のようです。ある日、私は一日中
部屋を何も残さずに隅々まで掃除し、なんとかゴキブリを捕
まえたことがあります。本当に骨の折れる仕事でした。そし
て、その後数日間は注意して部屋を保とうとしたにもかかわ
らず、1週間後には部屋は再び逆戻りになりました。私が整
頓された部屋を保つことができなかったという維持力の欠如
は、私の家事に対して感じていた「嫌悪感」によるものでし
た。

　元恋人と別れたとき、私は環境を変えようと思い、一人暮
らしのアパートを探すことにしました。寮に住めば家賃はと
ても安く、孤独を感じることはほとんどなく、助けが必要な
ときはいつでも誰かがあなたを助けてくれます。今でも新小
岩の寮を思い出すと笑顔になり、そこで出会った友達に会い
に行くこともあります。

　しかし、私には一人暮らしという新たなスタートが必要で
した。いろいろな場所に住んでいたにもかかわらず、私は完
全に1人で住んだことはなく、正直とても怖かったですが、
同時にワクワクしました。私は自分自身に、1人で生活でき
ると証明したかったのです。

　それで私はいくつかの日本の不動産サイトを通してアパー
トを探し始めました。下北沢が大好きで、会社からそう遠く

ないので、そのあたりのアパートを探すことにしました。

　家探しは私が予想していたよりもはるかに困難であり、進行中のパンデミックによってそれはもはや悪夢になりました。残念ながら、外国人は東京でアパートを見つけるのが非常に難しいと感じています。なぜなら、通常、地主は外国人に対して冷たいのです。日本語を話せない人とは付き合いたくない、支払いを完了せずに帰国するのではないか、騒がしいなどの理由からです。コロナウイルスの前も外国人の家探しは困難でしたが、コロナウイルスの後にそれは「人生の試練」になりました。（イタリア人の場合を想像してみてください！）その頃、イタリアのロンバルディでは感染のピークで、国全体が封鎖されていた時期でした。10回ほど拒否された私は、自己紹介をつくって送ることにしました。それにはこう書きました。「私はイタリア人ですが、この1年間イタリアに行っていないので、コロナウイルスには感染していません。ご安心ください。私は乱暴なことはしませんし、日本語も話します。安定した収入もあります」。何回か拒否にあいましたが、私は大好きな新しいアパートを見つけることができました。

　ついに私1人の部屋ができました。引っ越しで環境が変わりリスタートとなったので、環境を言い訳に部屋を散らかすことはできなくなりました。いつも清潔で整頓された場所にしようと心がけました。引っ越しの際、服、ボディクリーム、本、ノートなど、必要のないものはすべて捨て、必需品だけ

を持っていきました。それでも、必要な家具が揃い始めると、部屋はどんどん乱雑になり、ついに「豚小屋」といえるまでになってしまったのです。

　瞑想の習慣を始めると、変化が起こり始めました。マインドフルネスで、リラックスするだけでなく、自分の周りのすべての事象に対し別の視点から見ることができるようになりました。私は家の掃除をもはや「時間を奪う苦痛」としてではなく、「自分のための時間」として考えるようになりました。どういうことか説明しましょう。

　私は常に忙しく生きていたため、生活を常に2つの部分に分けて整理してきました。1つは、仕事や勉強、家の掃除、家族への電話などの義務の時間。もう1つは、私自身に専念できる時間で、趣味、友達との外出、リラクゼーションなどに捧げられる時間です。私は1日に何時間も働き、将来のプロジェクトのために勉強しなければならず、自分に捧げる「自由な」時間はありません。夕方に「自由な時間」を楽しむために家の掃除を延期する傾向がありました——つまり、週末に。実際、週末は常に後回しにした予定ややるべきこと、掃除などで埋め尽くされていました。やることがたくさんあり、外に出て友達に会う時間がほとんどなくなるので、家の掃除も放棄してしまうこともよくありました。これが、家がゆっくりと豚小屋化していった理由です。

　瞑想とマインドフルネスで、私はこれらの2つ「義務の時

間」と「喜びの時間」の分割をやめ、それらが1つであることを認識し始めました。義務の時間と喜びの時間を同じものと考えれば、仕事や家の掃除など、何をするにしても、いつも自分に専念できます。また、SNSで「リラックス」するために何時間も費やしていた、以前までの無駄な時間も、今では読書などの「義務の時間」に捧げています。このように、すべての時間は自分のための時間だと考えられるようになったのです。

では、これら2つをどのように1つにするのか、口で言うほど簡単ではないですがお話ししましょう。

流し台の前での人生の奇跡

洗う皿の山を見て、ため息をこぼすこと、あなたもありませんか？　汚れた皿を翌日洗おうと思って流しに置きっぱなしにしてしまうことはありませんか？

きれいな環境を保つために皿洗いをしなければならないとわかっていても、私たちはその義務感だけではやる気になれません。また、洗っている間は、お茶を飲んだり、ケーキを食べたりと次の楽しいことを思い浮かべたりして、皿洗いという行為に注意を払いません。

しかし、皿洗いを楽しくすることはできます。皿洗いという行為にただ集中するのです。（Thich Nhat Hanh/ベトナム出身の禅僧）ティック・ナット・ハンが言うように、皿を洗

うには2つの目的があります。1つは「皿を洗ってきれいな皿にすること」、もう1つは「皿を洗って心を洗うこと」です。お皿を洗っているときに、その後に待っているお茶のことだけを考えていたら、煩わしいこととして急いでお皿を洗うので、それは「皿を洗う」ことではありません。さらに、そのとき私たちの意識は未来の想像に向かっているため、皿洗いをしている間は「生きて」いません。注意すべきは、皿を洗うときでさえ、あなたは常に「今ここに」いなければならないということです。これは、未来を生きていると、流し台に立っている私たちに現れる「人生の奇跡」に気づかなくなるからです。生きていて、この地球にいて、皿を洗うという奇跡に。

　ですから、私は毎晩、夕食を作った後、どんなに疲れていても、皿洗いに専念します。私は自分の感覚がとらえるもの、お湯や皿の感触、石鹸の香り、汚れたものがきれいになるその魔法に気持ちを集中させます。

　それは私の小さな儀式になりました。皿洗いの儀式を持つことで、何をきれいするのか、どのようにきれいするのか、そしていつきれいにするのかしっかり考えられるようになりました。以前は煩わしいと思い、私の自由な時間を奪っているように思っていましたが、今では忙しい生活からの休息の時間になっています。

　また、私は毎日料理をする15分を使って「現在」に焦点を合わせ、過去と未来を手放します。次の日に送るメールのこ

と、その日の後悔などを考える代わりに、料理とその感覚だけに集中します。「今、ここ」に集中するのです。

これは皿洗いや料理だけでなく、私が普段朝に行う掃除にも当てはまります。光明寺の僧侶で『お坊さんが教えるこころが整う掃除の本』の著者である松本圭介氏が言うように、夕方にせかせかと掃除するのはあなたの心をきれいにしてくれないでしょう。掃除は、その日の最初のアクションとして、午前中に行う必要があります。雲水僧（禅の僧）の一日（禅の修行）[注3]は、実際、早朝に始まります。彼らは顔を洗い、着替えをします。心の換気をし、日常業務を開始する準備をするために、部屋を換気し、掃除を始めます。朝に掃除をしておけば、午後に大掛かりな掃除をする必要はなくなります。そこで重要なのは、毎日の生活の中で使用したものはすぐに元に戻すことですが、私にとってそれは、なかなか習得できないレッスンでした。しかし、クローゼットから何かを取り出したとき、使用しなかったものは、折りたたんですぐにクローゼットに戻すようになりました。部屋を一定に保てるようになれば、週に一度の大掃除をする必要はありません。安らかな気持ちで眠りにつき、朝リフレッシュして目を覚ますことができるように、毎日寝る前には部屋が整理されていることが重要です。とにかく掃除を先延ばしにしないことです。「前後際断（ぜんごさいだん）」という言葉は、後悔しないように日々を頑張って生きなければならないという禅の表現です。イタリア語にも「Non rimandare a domani qu ello che puoi fare oggi（今日できることを明日やるな）」という表現があります。松本氏が言うように、前日の食器や服が放置されていることを知ったまま、さわやかに目覚めることはできないでしょう。「うーん……お皿洗いはやらなきゃいけないけど疲れた」と思って寝ると、一晩中気分がスッキリしないものです。

　禅の本を読んだことで、この「前後際断」を守り、明日やるべきことなどの、いま考える必要のないものを頭から取り除くために、言い訳をせず、いまこの瞬間にやらなければならないことをやるようになりました。また、前日にできたはずのことも。

ときめく

　近藤麻理恵さん（こんまり）は私にもう少し実践的なことを教えてくれました。彼女は片づけの専門家であり、ベストセラー作家です。Netflixで放映されたシリーズ『KonMari〜人生がときめく片づけの魔法〜』で聞いたことがあるかもしれません。ニューヨークタイムズのベストセラーである『人生がときめく片づけの魔法』で、こんまりは今までにない全く新しいやり方で片づけをし、一度すべての無駄なものを捨て整理すれば、二度と大きな片づけをする必要はないと教えました。

　ほとんどの片づけ法は、部屋ごと、または段階的なアプ

ローチで片づけ、ものの山を永遠に放置しないようにします。

こんまりメソッドでは、場所ではなくカテゴリごとに家を再編成します。衣服から始めて、本、雑誌や新聞、さまざまな小物、そして最後に思い入れのあるものに移ります。重要なのは、私たちの心に語りかける「Spark joy（ときめき）」だけを残し、もはやときめきを呼び起こさなくなったものを捨てることです。それらが与えてくれたものに感謝し、そして手放します。片づけとしての有効性に加え、内省的で、前向きであることを非常に重要視しているこの哲学に、世界中の人々が魅了されています。

日本に住んだことのある人や日本文化を学んだことのある人なら、こんまりメソッドが神道と禅の文化にルーツを持っていることにきっと気づくでしょう。実は、彼女が神社の巫女として5年ほど働いていたのも偶然ではありません。

まず、「断捨離」のテクニックを覚えておきましょう。これは、やましたひでこさんが、ヨガの哲学に基づいて、心身ともに乱れた生活から解放されるための3つのステップとして提唱したことで、すでに世界的に普及している概念です。この複合語の3つの漢字は、それぞれ「拒否する・捨てる・分離する」という意味です。

Dan（断）：入ってくる要らないモノを断つ。
Sha（捨）：家にはびこるガラクタを捨てる。
Ri（離）：モノへの執着から離れ、ゆとりある"自

在"の空間にいる私。[注4]

「断」で私たちの生活に、新しく役に立たないものを持ち込むことを拒否します。ものを購入する必要があると感じたときは、それが本当に必要かどうか、心に留めておかなければなりません。

「捨」で私たちの生活空間に存在する「障害」を捨て、空間を正します。日常的に行わなければならないことです（たとえば、ゴミを捨てるなど）。

「離」で物質的なものから自分を切り離し、私たちの生活は私たちが所有するものの合計ではないということに注意します。

このようにして初めて、持っているものを無視して持っていないものを欲しがるのではなく、すでに持っているものに満足し、それを手入れしていくことができます。

断捨離のおかげで私はミニマリストになりました。そして、持っているものの重要性に気づくことができました。

このようにものの価値を高める考え方は、神道文化と禅哲学に由来する宗教的基盤も持っています。日本の宗教と精神性は何世紀にもわたって「無生物の神聖さ」を大切にしてきました。たとえば、神道によれば、物体、自然現象、植物、動物、湖、さらには人間など、何でも神になることができます。禅の修行者でさえ、何千年もの間、ものが「仏性」、つまり悟りを達成する能力を持っているかどうかについて議論

してきました。学者のファビオ・ランベッリが指摘するように、日本の天台宗と真言宗では、自然、環境、無生物などが衆生に救いの影響を与えると主張されてきました。だからこそ、私たちは自分を取り巻くものたちを、まるで人間であるかのように尊重しなければなりません。

実際、Netflixのテレビシリーズでは、こんまりは家主と一緒に床にひざまずいて、家自体に対し、人に対するようにお辞儀をし、許可と協力を求めています。あなたが処分したいものを捨てる前に、それらに感謝し、注意深く扱い、決して投げ捨てたりしないで、愛をもって扱ってください。あなたたちの持ちものとコミュニケーションを取り、それらが私たちに伝えたいことを聞いてください。

こんまりメソッドによって有名になった英語「Spark joy（ときめき）」は、本来の日本語の意味に完全に由来しているわけではありません。日本語では、「ときめく」は自動詞であり、重要な出来事や不安、期待に対する心の反応のように、「鼓動が（速く）打つ」ことを意味します。こんまりメソッドの場合、それはものが私たちに呼び起こす感情を指します。ものに触れたり使用したりするときに心が喜び、幸福、愛のようなものを感じる場合、そのアイテムをキープします。一方で、何も感じさせないものや、逆に嫌な気分にさせたり、人生の嫌な時期を思い出させたりするものは、「お疲れ様でした」と大切に感謝しながらも処分するべきです。

本を読んでNetflixシリーズのエピソードをいくつか見た後、私は非常に刺激を受け、こんまりメソッドを自分で試すことにしました。徐々に家の掃除が苦痛でなくなり、逆にリラックスする時間だと感じ始めました。何ヵ月も蓄積してきた洋服やがらくたでいっぱいのクローゼットに立ち向かう勇気がわき、家全体を清潔に整えることにしたのです。

　まず、彼女のアドバイス通り、私はすべての服をベッドに置きました。クローゼットだけでなく、引き出しの中など家中に散らばっているものも含めて、すべての持ちものを明確に把握しようと決めました。驚いたことに、クローゼットの後ろには、自分が持っていたことさえ覚えていない服や、一度も着たことがない服が積み上げられていました。私が少しふっくらしていた頃のもので、二度と着なくてもいいと思っていたのですが、万が一に備えて保管していた服などもありました。失くしたと思っていたスカーフも見つけました。

　最初、何を残し、何を捨てるかを決めるのは本当に大変でした。家族や元恋人からの贈りものだったので捨てたくないものもあれば、身に着けていなくても親しみを感じられるものや、多額のお金を払って手に入れたもの、一度も着たことがなくてもったいないものがありました。けれど、私に喜びを与えてくれたものはほとんどありませんでした。

　私はこんまりの本を手に取り、彼女の言葉を夢中になって読みました。

「捨てられない」と思ったモノに対して、「そのモノが持つ本当の役割」をあらためて考えてみてください。

（中略）

本当に大切なモノを大切にするために、役割を終えたモノを捨てるのです。ですから、「モノをたくさん捨てる」のは、モノを粗末にしているということではありません。押し入れやタンスの奥にしまわれ、その存在すらも忘れ去られてしまったモノたちがはたして大切にされているといえるでしょうか。

もし、モノに気持ちや感情があるとしたら、そんな状態がうれしいはずはありません。

一刻も早く、牢獄、あるいは離れ小島のような場所から救出してあげて、「今までありがとう」と感謝の念を抱いて、モノを気持ちよく解放してあげてください。

片づけをするとスッキリするのは、人もモノもきっと同じだと、私は思っています。[注5]

公共スペースの秩序と清潔さ

日本人は掃除を私たちイタリア人とは全く異なるとらえ方をします。掃除は神聖な行いであり、プライベートスペースだけでなく公共スペースでも丁寧に行われます。公共スペー

スに関しては、日本が世界で最もきれいな国の1つであることはよく知られています。地面にゴミがなく、壁に落書きがほとんどなく、草の葉まで光沢のある公園、いつも落ち葉を集めてくれる路上の清掃人。環境を尊重しない人には多額の罰金が課せられることもあります。

正直に言うと、私は日本以外にもきれいな都市や町をたくさん知っています。また、オランダのとてもきれいな町に住んでいたこともあります。しかし、この2つの国を比較することは不可能です。例としてアムステルダムと東京を取り上げましょう。アムステルダムは比較的小さな都市ですが、人口は約90万人（3893.89人/km²）しかありません[注6]。東京には約1400万人の住民がおり、人口密度は6377.42人/km²[注7]で、アムステルダムのほぼ2倍です。すごいですね。このような人口の多い都市であるにもかかわらず、東京は比較的きれいな都市のままなのです。

日本人にとって、社会空間の清潔さと、そのための手入れは、全国民の生活において不可欠なのです。たとえば、日本の若者は学校の早い時期から、教師と一緒に教室の掃除をします。このようにして、彼らは手入れの行き届いた整頓された環境の重要性を学び、清潔さを維持する方法を理解するのです。そして、お互いの幸福と環境保全に貢献します。

おそらく、日本に行ったことがあるなら、ゴミ箱がほとんどどこにも見つからないことに気づいたことでしょう。公園

や駅などの大規模な公共の場所にはありますが、そう簡単には見つかりません。他の国では、このようにゴミ箱がなく、使い方が複雑だと、地元の人や観光客がゴミを地面や茂みに投げ捨てるようになってしまう可能性がありますが、日本は違います。日本人はゴミ箱を見つけるのを待つか、家に持って帰って処分するように教えられているのです。

　とても印象に残っていることがあります。20人くらいの友人のグループでビーチのキャンプ場に行ったときのこと。千葉県の御宿の美しいビーチでした。午後11時、全員がたくさん飲んでいて、半数以上がすでにひどく酔っ払っていました。おしゃべりをしていると、酔っ払って浜辺をさまよっている日本人の男性の姿に気づきました。私は彼がつまずき、砂の上でよろめきながら、何かまたは誰かを探しているのを見ていました。しばらくして、私は彼を助けることにしました。

「こんばんは。大丈夫？ 何を探しているの？」
「灰皿はない？」

　笑わずにはいられませんでした。彼はひどく酔っ払っていて、立っているのもままならないのに、律儀にタバコの吸い殻を捨てるための灰皿を探しているからです。

　もちろん私は彼を助けました。 私たちの目の前のテーブルに大きな灰皿があり、彼はそれに気づいていませんでした。ああ、アルコールって怖い。

私は時々ローマ、ボルゲーゼ公園やドリア・パンフィーリ公園、あるいは街の小さな庭を注意深く観察しながら散歩することを想像してみます。正直に言うと、地面にあるがらくたを避けるのに気をとられ、ローマの街を歩いてパノラマと美しさを賞賛するのは容易ではありません。イタリアでは何度も犬のうんちを踏むことになります。私はかつて人間のうんちを踏んだことさえあります。私が日本に住みはじめてから4年以上、犬や人間のうんちを踏むことは一度もありませんでした。吸い殻すらありません。　東京の夜の観光地の1つである渋谷を朝6時に歩くと、街が急激に汚れてハリケーンの後のようですが、長くても2時間ほどすれば、街は再び信じられないほど整備されています。ローマでは、落ち葉よりも吸い殻の方が多い印象を受けることがあります。

　日本のような清潔で整頓された環境にいれば、心の平和を手に入れるのははるかに簡単です。都心では、誰もが公共ペースを大切にしていて、清潔な環境に保っているので、自然からは遠く離れていても、いつも健全でいられます。

　それだけでなく、私は日本に住むことで、自分で街をきれいにすることも学びました。イタリアやオランダにいても地面に何かを投げ捨てるようなことはなくなりました。吸い殻さえも。さらに今では、日本の街、公園を歩いていて、地面に一枚の紙ゴミが落ちていたら、自分の出したゴミではなくても本能的にそれを拾い捨て、その場所をまっさらな状態にするようになりました。それは、私だけではなく、日本では

路上でゴミを拾う人、特に若い人が多い印象です。

　もちろん、都市清掃のボランティアは世界中で見られますが、日本では特別な価値——地域社会での価値、そして他者からの敬意を獲得しているようです。これはおそらく、なくてはならない日本の文化的側面の1つです。家族を訪ねるためにローマに戻るたびに、私の心は街がどのように扱われているかを見て泣きます。私たちは善良な市民としての義務を果たすだけでなく、さらに進んで、私たちの街に対し愛と尊敬に基づく関係を確立し、それが私たちの家であるかのように手入れすることを学ぶ必要があります。たぶん、私たちはみんな、日本人から少し学ぶべきなのです。

呼吸と瞑想

Respirazione e meditazione

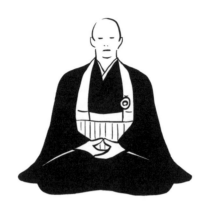

　呼吸 ── 息をすること。呼吸に注意を向ける（呼
吸に気づく）というシンプルきわまりないことが、
瞑想と祈りのもっとも大切なことだという驚くべき
事実。

　金魚鉢にダイアモンドを隠すという推理小説が考
えそうなトリック ── あまりにも明々白々で気づか
ないこと。[注8]

　私たちが体を休めている睡眠時でさえ、肺は動きを止める
ことなく呼吸を行えるように活動しています。呼吸は、私
たちが意識せずに1日にいくつも繰り返す行為の1つです。

なんと１日に約２万5000回、摂取する酸素量としては2600リットルも呼吸によって呼吸が繰り返されます。

　無意識の行動のため、意識することは少ないと思いますが、呼吸は体のさまざまな機能に関係するため想像よりもはるかに重要なプロセスです。呼吸器系は、鼻、咽頭、気管、肺、胸膜、気管支で構成されています。

　これらの器官に注意することは、瞑想の基本である呼吸の１つになります。瞑想に不可欠な瞑想的な呼吸、または注意深い呼吸への一歩です。

　マインドフルネスを学ぶまでは、呼吸が私たちの健康にとってどれほど重要であるかを知りませんでした。呼吸は生命維持の役割だけでなく、乗り越えられないような困難な瞬間をも克服することを可能にします。ティック・ナット・ハンが言うように、「呼吸は私たちの体と心をつなぐ架け橋であり、一体となることを可能にするツールでもあります」。実際、呼吸は体と心の両方に関係しており、２つの部分を接続して、平和と静けさの状態に到達できる唯一のツールです。呼吸によるマインドフルネスの方法によって、洞察と解放感を得ることができます。マインドフルネスで呼吸をするということは、常に自分をコントロールし、自分の車のドライバーであり、自分を大切にする方法を無意識のうちに知っているということです。

　これは、仏教の経典の１つで、多くの流派（禅宗、上座部仏教、チベット仏教）で採用されており、マインドフルネス

などの西洋の典型的な修行法の基礎にもなっています。テキストには、意識的な呼吸を行うための16のエクササイズが記載されています。最初の4つは体に焦点を当てています。次の4つは感情。続いて心の動き。そして最後に、現象や認識について焦点を当てます。

　私は『Breathe, You Are Alive』という本を読みました。ティク・ナット・ハンの『The Sutra on the Full Awareness of Breathing』には、この経典について書かれていますが、インターネットでは数カ国語に翻訳されたオリジナルの経典、PDFを見つけることができます。スペースがないので、最初のエクササイズについてのみ説明しますが、呼吸法を改善したいと思っている人には、この経典を読むことをおすすめします。

　Anapanasati Sutraの最初の練習で、私たちはシンプルで奇跡的なことを認識します。

　息を吸っているのは、自分でもわかる。息を吐くことで、自分が息を吐いていることがわかる。

　意識を体と呼吸に戻すと、ふと気づくのです。「ああ、吸っている、吐いている」と。呼吸とそれに伴う腹部の上昇と下降に注意を向けることで、他のすべての考えが止まります。I know I am...と言うことは、吸うことと吐くことにすべての注意と心を向けていることを意味します。意識が呼吸に集中しているので、ここでは悩み、怒り、欲、恐れ、嫉妬

などを楽に手放すことができます。

座禅

　座禅という言葉は、座ると禅仏教２つの漢字で構成されています。実際、それは禅仏教の瞑想のタイプを指します。また、臨済宗、曹洞宗、黄檗宗など、流派によってもニュアンスが異なります。

　私の最初の座禅の体験は、自宅から約１時間の江東区にある臨済宗の恵念寺で行われました。それまでにも、自宅で動画を見ながら瞑想をしたり、呼吸に意識を向けるなどして、軽い瞑想を試みていましたが、成功したことはなく、それに対して努力もしていませんでした。そのため他の初心者と同じ気持ちで取り組みました。瞑想は25分、５分休憩、30分と合計で１時間にもわたり、あぐらの姿勢でいることが大変で苦痛だとは思いもしませんでした。初めての経験は、まあまあだったと言っていいでしょう。

　まず、座布団という地面と足の間におくクッションに座り、水を飲んだり、トイレに行ったり、携帯電話の電源を切ったりと、瞑想中に気が散るようなものを避ける準備をしました。その後、お坊さんから注意点、やるべきこと、座禅の本質などの説明を受けました。先生の言葉を使うと座禅のポイントは３つあります。

① 姿勢を整え、背筋を伸ばし、肩の力を抜いてあごを
　引くこと
② 鼻呼吸をし、整え、意識を呼吸に集中させること
③ 心を整え、周りを気にせず、自分に集中すること

　私たちは、身体、呼吸、心を別々のものとして捉えがちで
すが、座禅を組むことで、それらが切り離せないということ
に気づくことができます。
　まず、身体の位置に注意を払い、覚醒したリラックスした
姿勢を確立します。体と心は一体なので、姿勢は呼吸や心の
状態に直接影響します。安定して、リラックスした、注意深
い姿勢は、安定して、リラックスした、注意深い心を育てる
のに役立ちます。
　座り方に関しては、経験と柔軟性に応じて、3つの異なる
種類があります。一番シンプルなのは、「バーム」と呼ばれ
る両足を交差させ、両足を床につけた状態の座り方です。さ
らに何かを試したい場合は、左足を右の太ももの上に置き、
右足を両脚の下に入れてもいいでしょう。その場合は、下に
座布団を置いてあげると効果的です。リラックスして、背筋
を伸ばす。そうすれば、自分が一番楽な位置に手を置くこと
ができます。私がおすすめするのは、「宇宙村」と呼ばれる
ものです。基本的には、「丹田」（おへそから指2本分下にあ
るポイント）の前で、両手を重ねて円を作り、親指を合わせ
るポーズです。

目線は45度下を見下ろす位置で鼻から吸い口から吐き出します。ポイントは長く深く呼吸することで、その後は鼻呼吸に戻します。横隔膜に集中し、「丹田」のツボに焦点を合わせます。

　その後、先生は説明を続けましたが、私はもう訳がわからなくなっていました。日本語で長時間話されると、集中力が切れてしまうことはよくあります。私の心はとても疲れやすく、時々わざと休憩を取って休むようにしています。「打つ」というキーワードが少し耳に入りましたが、あまり注意を払わず、準備し始めました。

　最初の数分はかなりうまくいきました。ロータスポーズ（結跏趺坐：両足をクロスさせるポーズ）は数秒でとても疲れてしまうので、私はセミロータス（半跏趺坐）の位置を想定しています。呼吸だけに集中しようと努めましたが、ある時点で、時間の概念、脚の感覚、集中力を失い、背中がひどく痛くなり、集中しようともできず、気が散り続けました。それは次のような内容です。

「パメラ、呼吸に集中して。吸い込む……吐き出す……」
「ああ、でもいつ終わるの？　終わったらすぐにベンベンと一緒にベトナム料理を食べに行こう！」
「パメラ、いや！　集中！　息を吸う……息を吐く……」
「でも、変えたほうがいいな。昨日もタイ料理を食べたし……」

「集中！ パメラ、なんで！ 吸い込む……吐き出す……」
「足が痛い、あとどれくらい？」
「パメラ！」

　私は最初の30分間、気が散っている自分を叱りました。少しの休憩を挟み、次の瞑想で、だんだん睡魔が襲ってきて目が半開きになり、瞑想で伸ばしていた背筋が痛み集中ができなくなってきました。集中力を高めようと奮闘しても、私の間をお坊さんが歩いているような気がします。目線は真っ直ぐ前なので見えませんが、ある時点で何回かすごい音が聞こえました。誰かが警策をいただいていたのです！「姿勢の悪い人を罰しているんだ！」打撃は続き、私は凍りつきました。それ以降はできるだけ集中を切らさないよう、数センチも動かないことに気を付けていたため、呼吸するのを忘れていました。隣の人が動いているのを感じ、お坊さんが近づいてくる気がします。隣人が4回打撃を受け、冷たい汗が背中をつたったのを覚えています。何をすべきかわからず、お坊さんが遠ざかったとき、思わず顔を上げました。

　それを考えると微笑ましくなります。当時、私は何が起こっているのか、特に「警策」が何であるかを知りませんでした。僧侶が歩き回るときに手に持つ平らな木の棒で、集中できていない、または疲れ始めた場合は、手を「合掌」します。つまり、手のひらを合わせて祈ります。そうすると僧侶があなたの前に立ち、双方がお辞儀をし、肘が床につくほど

前かがみになることで、僧侶が肩を警策で4回叩きます。それが終わったら、再びお辞儀をし、瞑想に戻ります。

人々が自分の意志でお坊さんの警策を受けているのを見て、落ち着き、気がつくと、瞑想の第2部が終わっていました。「瞑想は私には向いていない」。そう感じました。数ヵ月でそれが習慣になると誰が思ったでしょう。実際、私はあきらめず、何度もやり直しました。寝る前の夕方1人の家で取り組みました。家では疲れたり、陰気になって考えすぎたりすることは決してありませんでした。

足の痛みはいつも同じでしたが、気になりませんでした。私の心はゆっくりと集中し始め、呼吸だけに集中することが苦にならなくなりました。今でも気が散ってしまうことはありますが、心が呼吸に集中する状態に戻りやすくなりました。

現在、私が瞑想をするのは、気分が高揚したときや、脳が絶え間なく思考を生み出し、どうしても黙らせることができないときです。声よりも思考のボリュームの方が大きいと感じる瞬間は、誰にでもあることだと思います。このような場合、瞑想は、正しく一貫して実践すれば、それを打ち消し、マインドフルネスを達成するための非常に効果的な練習となります。

また、瞑想を始めてから、仕事での集中力が格段にアップしたことに気付きました。2020年4月に行われた最初の緊急事態宣言のテレワークでは、10分以上パソコンの前にいると集中力が切れてしまい（当時はまだ元恋人と別れたこと

にショックを受けていたのですが)、インスタグラムやフェイスブックをずっと見ていました。2回目の在宅ワークでは、家で仕事をすることが楽しみになっていました。たとえば、「今は2時間連続で仕事をして、10分休憩する」というように、自分に期限を設けるのです。だから最後まで、気を抜かずに、しっかり働くことができ、とても満足しています。

つまり、瞑想をすることで、自分自身と深く向き合い、心の平穏を得ることができるのです。その結果として得られる精神物理的なメリットは非常に多く、試さないのは本当にもったいなく思います。瞑想はストレスを軽減し、心の健康を強化することにつながります。

また、慢性的な痛みを和らげ、睡眠の質、記憶力を向上させ、心の静けさからより大きな気づきを得ることができます。さらに深いレベルでは、瞑想は私たちのルーツ、最も内側にある存在への扉なのです。効果を得るためには、まず、正しい呼吸法、瞑想することを習慣化することが大切です。誰もが生まれてすぐに成功を得られないのと同様に、瞑想も学ぶのに時間がかかります。瞑想が生活の一部になると、それなしではやっていけなくなりますよ、きっと。

生きがい

Ikigai

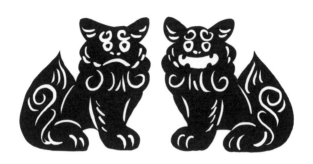

　まだ本の前半ですが、実は、このチャプターを一番最後に書きました。「生きがい」のような深淵なテーマについて、わかりやすく説明するのには、もう少し知識とライティングスキルが必要だと思い、最後までとっておいたのです。

　この数ヵ月で私のライティング能力が大幅に向上したわけではありませんが、「生きがい」と存在意義についての思いは私の中で熟してきたと思いますので、少しお話しさせてください。

「生きがい」という言葉は、日本独自のもので、イタリア語にも英語にも一単語では翻訳することができません。「生き」

は、「人生・生きること」を指します。「がい（かい・甲斐）」とは、おおまかに「ある行動を通して得られる価値」を意味する接尾辞です。つまり「生きがい」とは、「生きることで得られる価値」といった意味になります。イタリア語に翻訳すると、「ragione d'essere」を意味し、フランス語の「レゾンデートル（raison d'être）」＝「存在理由」に相当します。つまり、生きがいは私たちが毎朝ベッドから出る原動力であり、私たちが生きる「意味」なのです。

　西洋で「生きがい」についてある程度精通している人たちの間では、「ikigai」の概念はこの図に要約されています。

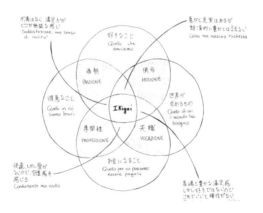

　愛するもの——私たちが日常生活の中で最も頻繁に行っていることは、人生に喜びをもたらしてくれます。絵を描く、

踊る、ピアノを弾く、詩を書くといった趣味や、友人と語り合うことなどは、私たちを喜びで満たしてくれます。重要なのは、ただ心の底から「好きであるか」ということです。

　得意なもの——才能や能力。習得したスキル、夢中になった趣味、幼いころから目立っていた才能など、自分が得意なことすべてが含まれます。たとえば、料理、人前で話すこと、スポーツをすることなどです。世の中から必要とされているかどうか、大きな報酬が期待されるかどうかなどは関係ありません。

　世界が必要としているもの——この場合の「世界」とは、人類全体または、大小を問わないさまざまなコミュニティを指します。その世界に対してなにか「変化」をもたらすもののことです（たとえ些細なことだったとしても）。ボランティア活動、高齢者の支援、プラスチック消費の削減など。

　報酬を得られるもの——あなたが歌うことが好きだったり、水泳が得意だったりしても、歌や水泳で生活しているわけではなかったとしたら、ここにはあてはまりません。あなたのすることが誰かの役に立って、かつ、市場で評価されてお金がもらえるようなことです。
　「ikigai」は、これら４つの円の中心で重なり合う部分にあたります。たとえば「より良い世界のために自分が貢献でき

る」と感じられることに情熱を注ぎ、その結果、仕事になるのが理想であり、それはあなたの「ikigai」といえる、というものです。2014年にアメリカのマーク・ウィン（Marc Winn）氏によって「What is your ikigai」というブログのタイトルで公開されて広まりました。

　ただ、この図について、いくつか誤解があるのも事実です。たとえば、「好きなことをしていても、それで報酬を得られないのであれば、それは生きがいではない」と考えるのはよくある誤りです。また、「生きがいを見つけるには、必ず4つのフィールドすべてをカバーしなければならない」ということはありません。

　生きがいは、ただ「お金を稼ぐこと」でも、「世界に必要とされるものを生み出すこと」でもないと思います。この図は西洋化された部分があり、特に、日本の伝統的な「生きがい」についての概念をすべて表しているとは思いません。「生きがい」には、日本特有の人生についての観念があるのです。

　では、「生きがい」とはいったい何なのでしょうか。

　2001年の生きがいに関する研究で、臨床心理士で東洋英和女学院大学教授の長谷川明弘氏は、「日本人にとっては、人生全体を考えるのではなく、小さな日常の喜びを見つけることで、『生きがい』を感じることができる」と述べています。

　英語では、「life」という言葉は、「人生（人の一生の流れ）」

と「日常生活」の両方を意味しますが、日本人にとって生きがいは、「人生」ではなく「生活」という概念に根差しているということです。言い換えれば、私たちを幸せにし、満足させるのは、生涯にわたる大きな目標達成ではなく、毎日の小さな喜びの積み重ねなのです。

人生の意味について、確信的な答えを見つけるのは容易なことではありません。もしその答えがすでにあなたの中にあるとしても、まだまだ探求の余地があるでしょう。

それを前提としたうえで、これまでの話をまとめると、山を登るときに頂上に着くことより登る過程が大切なのと同じように、「生きがい」を見つけることそのものより、「あれでもない、これでもない」と探す過程のほうが重要、ということではないでしょうか。

人を幸せにしてくるのは、目的地に着くことではなく、「旅をすること」です。目的地への到達をあきらめることなく、旅を続けるその道のりこそが何より大切なのです。

私の生きがい

エクトル・ガルシアとフランセスタ・ミラージェスは、著書『Ikigai: The Japanese Secret to a Long and Happy Life』の中で、沖縄はなぜ世界で最も長生きできる場所なのか、それが人々の「生きがい」とどう関連しているのか──について説明しています。

沖縄本島に住む人たちと、世界で100歳以上の割合が最も高い沖縄県大宜味村の住民にインタビューをし、沖縄の長寿地域のすばらしさに改めて気づいたといいます。

　大宜味村に伝わる古い言葉に、このようなものがあるそうです。

「70歳でもあなたは子供で、80歳では若い男性です。天国から誰かが来て、90歳のあなたを誘ったら、こう答えてください。『私が100歳になったときにまた来てください』と」

　ガルシアとミラージェスによると、沖縄が長寿の島である要因は、健康的で多様な食事、腹八分目の習慣だけではありません。

　沖縄の人は「生きがい」をはっきりと感じていて、いつも忙しいことを幸せに感じており、人生に目的と情熱を持っているといいます。「やらなくてはいけない」という義務感で生活しているわけではなく、人生の目的があり、その目的に向かって常に心と体がきびきびと動いており、ストレスも少なく、長生きすることができるというのです。

　この本は、「生きがい」の見つけ方を具体的に説明しているわけではありません。しかし、本書のなかの興味深い内容──島民の健康的なライフスタイルと年の取り方──に夢中になった私は、たった2日間で読み切ってしまいました。そして私は「生きがいを探す旅」を始めたのです。

　2020年9月、私は沖縄へ6日間の旅に出ました。澄んだ美しい海を楽しむだけでなく、生きがいを探しに行くことが

目的でした。長い間一人暮らしをしていましたが、完全な一人旅というのはこれが初めてでした。しかし、不安よりもワクワクする気持ちのほうが大きく、早く島を見たくてたまりませんでした。

しかし、思っていた通りには進みませんでした。初日は1日中雨。予約したホステルも居心地が悪く、1人で何をしたらいいかわからず、時間だけが過ぎていきました。

「夢のようなビーチも石垣島のような離島にしかないし、どうしよう……」

そこで翌日、フェリーで行ける最寄りの島、渡嘉敷島と座間味島でウミガメウォッチングとシュノーケリングをすることにしました。

午前10時頃、フェリーで渡嘉敷島に到着しました。その日も雨が降っていて、とても寒く、あいにく上着も持っていませんでした。せっかく着いたのに、ビーチに行く最後のバスには乗り遅れてしまいました。仕方なく、港の事務局のカウンターへ帰りのチケットを買いに行きましたが、フェリーは夕方17時までないと言われてしまいました。

不運が重なり、途方に暮れて港の外の階段に座って泣きながら、東京へ帰る飛行機をインターネットで探し始めました。雨の沖縄ほどやることがなく、退屈なものはない……と思っていました。すると、あるタクシードライバーの女性が私に気づき、「大丈夫？」と優しく声をかけてくれました。

彼女は私の事情を聴くと、タコライスを楽しめる小さな居

酒屋に連れて行ってくれました。そして、雨がやむのを待って渡嘉敷ビーチに行ってインストラクターと一緒にシュノーケリングしては、とすすめてくれたのです。

　短い時間でしたが、新型コロナウイルスによる困窮と観光客の不足、そして島の美しさと人口の少ない島での生活など、あれこれ話をしてくれました。そして、彼女は16時半頃に私と他の観光客を迎えに来て、港に連れ帰ってくれると言ったのです。

　私の涙は一度に吹き飛び、気が付けば、タコライスを食べながら思い切り笑っていました。居酒屋の店主とも楽しく会話した後、シュノーケリングに行き、カメを見て最高に満足して港へ戻ることができたのです。

　那覇に戻るフェリーの中で私は考えました。
「私のネガティブな考えが旅行を台無しにしていたんだ。だけどあの素敵な女性の優しさが私の目を開かせてくれた。私の生きがいっていったい何だろう……？」

　自分の生きがいはまだわからなかったけれど、今までに読んだ「生きがい」についての本に書かれていたこと、日本人のいう生きがいの意味、そして、日常の中の小さなものの楽しみについて、自分の中で少しつかんだ気がしました。

　行きたかったビーチには行けず、さまよい、悲しみとストレスを感じ、せっかくの旅が台無しになった気持ちさえしました。けれど、優しい沖縄の人々から私はたくさんのことを

学ぶことができました。

　沖縄には、「いちゃりば・ちょーでー」（一度会えばきょうだい）という言葉があります。誰もを兄弟として扱い、これまであったことのない人にさえ、何かをしてあげたい。そんな彼らの強い望みとエネルギーを感じさせる言葉です。

　私は東京に戻り、そのエネルギーの一部を持ち帰ったような気がしました。遠く離れた小さな村の人々が、いつも笑顔で生活の一つひとつに向き合っていたことを、考えずにはいられませんでした。

　やがてそれは、沖縄だけにとどまらないことに気づきました。日本人の多くは、とても忙しい生活を送っており、自分のことだけに専念する時間がほとんどありません。それにもかかわらず、スポーツをしたり、楽器を演奏したり、言語を勉強したり、友達と出かけたりしています。そして、何より、自分たちがしていることを楽しんでいます。

　何か美味しいものを食べたり、お風呂に入ってリラックスしたり、良い映画を見たりした後、「あー、幸せ」と言っているのをよく聞きます。イタリア語や英語ではそのように自分の感じる幸福感を表現することはほとんどありません。私たちは「良い」「美味しい」といったように、私たちを幸せにしているものについてはコメントしますが、「幸せだ」とは言いません。

　生きがい——些細なことを喜び、身の周りに起こるすべて

のことを楽しむ力、私たちの目標に向かって努力することや、大切な友人との絆を感じ、毎日の時間を最大限に活用する姿勢を持つこと。

　幸福、富、成功、物質的な価値を追求するのではなく、人生が私たちに与えてくれるすべてのものに、それが小さなものでも大きなものでも、自分で意味を見出していくことだと私は考えます。

　私にとって、幸福になるためのキーワードは「愛」です。

　周りの人々、自分が一生懸命取り組んでいること、自分を取り巻くすべてに愛情を注ぐことです。ゆがんだ執着心は自己中心的で、愛と切り離さなければなりません。同じような情熱や好みを持つ人と、想いを共有しようとすることは大切です。そんな人と共に過ごす時間こそが、私たちにとって最大の癒しになり、心の平穏につながります。そしてそれが素敵な思い出として残るのです。

　また、困っている人に手を差し伸べたり、地球環境に配慮したり、そんな意識を持つことも大切な愛情です。外の世界との調和を感じること、人に心を開くこと、寛大な心を持つこと、共感することが幸福の源泉といえるかもしれません。

　日本が私に与えてくれたのは生きがいそのものではありません。しかし、それを見つける方法を与えてくれました。

　ついに私は「生きがい」を見つけたのです。

第3章

食事

Capitolo 3

L'alimentazione

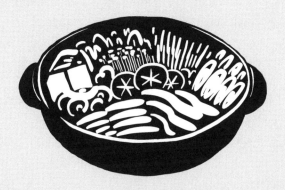

食事

L'alimentazione

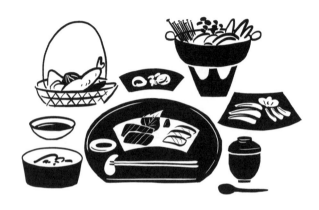

お寿司が好きな人は多いのではないでしょうか？

　刺身、ご飯、わさび、醤油。これだけの材料で、世界で最高の料理を作ることができます。寿司は、私たちが日本について考えるときに最初に頭に浮かべるものの1つであり、日本の食文化の中で世界で最も普及している料理の1つです。私の親戚、そして世界中の多くの人は、日本では毎日寿司を食べると思い込んでいます。イタリア料理として日本人が真っ先に思い浮かべるピザは、イタリアでは週に1、2回食べられているので寿司も同様に考えられるのです。

　実際、日本料理は美味しい料理や食べ物でいっぱいです。

ラーメン、そば、うどん、天ぷら、たこ焼き、お好み焼き、すき焼き、唐揚げなど。中華料理、タイ料理、ベトナム料理、インド料理など、日本の味覚に合わせた外国料理も多く店を構えています。日本ではイタリア料理も日本人好みにアレンジされており「イタ飯」と呼ばれています。イタリアの私からすると、それはイタリアンではなく地中海の風味と日本のうま味が掛け合わされた新しい食べ物だと感じます。たとえば、パスタに海苔、醤油、きのこ、日本の魚をあえた料理はその典型的なものです。これはイタリアや海外で提供される日本食にも同じ現象が起こっています。レストランにお寿司を食べに行くと、シャリとネタではなく巻物の中にクリームチーズやツナが入っていることは珍しくありません。

　日本人が海外の "Spring Rolls" を食べることは、イタリア人がケチャップで味付けされたパスタを食べることとおそらく同じだと思います。日本人がローマの代表的な料理であるカルボナーラに生クリームを加えるのを見ると、実は少し心が痛みますが、私は日本のカルボナーラが嫌いではありません。美味しいですよ！ ただ違うだけです。ピザのパイナップルにも慣れてしまいましたし、カルボナーラの生クリームやピザのケチャップを受け入れることもできます。

　日本には、寿司以外にも海外にはあまり知られていない、さまざまな料理があります。それらについてこれからお話ししたいと思います。日本人は、自然と、身の周りのすべてに深い敬意を持っており、気遣いや配慮などは西洋人には信じ

られないほどです。料理の味だけでなく、色や形の調和にも細心の注意を払い、常に無駄を省くようにしています。このような想いから、驚くべき美しさを持つ料理の伝統が生まれました。それが和食です。

イタ飯とは、主に和風パスタやスパゲッティなど、日本で食べるイタリア料理の総称です。これらの中には、イタリアにはない種類もあります。たとえば、ケチャップ、玉ねぎ、マッシュルーム、ピーマン、ヴュルステル（ソーセージ）、ベーコン、そしてときにはタバスコを含むナポリタンパスタ（これらはナポリとは関係ありません）や明太子、バター、マヨネーズなどを混ぜて作ったソースをパスタにからめて食べる明太子パスタなどはその典型です。

「和食」とは？

日本で食べられる料理にはさまざまな呼び方があり、「日本食」と「和食」では違った意味になります。「日本食」は日本で食べられる食事のことをいい、オムライスやラーメンカレーライスなどと和食を合わせた総称になります。和食以外は起源は日本とは違う場所にあり、日本人に合うように工夫

され日本独自に発展していった食事になります。それに対し、「和食」は日本の伝統的な食事のことをいいます。農林水産省によると、和食は多様で新鮮な食材と素材の味わいを活用し、バランス良く健康的な食事、自然の美しさを表現、年中行事との関わりなどを特徴としています。

「和食」という言葉は文字通り「日本の食事」を意味しますが、「和」は日本という意味だけでなく「調和」という意味も含まれています。調和という意味は「全体がほどよくつりあって、矛盾や衝突などがなく、まとまっていること」を表します（goo国語辞典）。これは、素材の良さ、料理の美的価値、食事の儀式性に基づいた料理の伝統を最もよく表す言葉です。これらがぶつかり合うことなく重なり合い自然に寄り添い、敬意と移り変わりを中心に、芸術品のようにかたどられ組み合わされているのが和食になります。その1つとして野菜、果物、魚などはの素材は「旬」と呼ばれる食材に最もあった季節に収穫、漁獲されます。このようにして、それぞれの要素が料理に最大限の風味と香りを与えるように工夫がされているのです。

和食の基本

　和食は基本的に「一汁三菜」で構成されています。一汁が、味噌汁や出汁をきかせたすまし汁などの汁物。三菜は1つの主菜と2つの副菜。これらに主食であるお米を合わせた5品

で日本の食事は構成されています。体に必要な栄養素をまんべんなく摂取することができ、とても健康的です。

　食品は栄養素によって体に対する効果が違います。食品中には5大栄養素というものがあり、タンパク質、脂質、炭水化物、ビタミン、ミネラルに分けられ、近年では6つ目の栄養素として食物繊維も大切であるといわれています。これらは大きく分けると4つの働きに属します。1つ目は体で使用するエネルギー源となる糖質や脂質、タンパク質です。2つ目は筋肉や骨など体を作るのに役立つタンパク質や脂質、ミネラルです。3つ目は体の機能を調整するもので、主にビタミンやミネラル、タンパク質です。4つ目は他の整理作用をサポートする食物繊維と水です。現代の食事ではビタミンやミネラルが不足しやすくなります。ご飯は糖質と食物繊維、汁物は水分とミネラル、ビタミン、主菜はタンパク質と脂質、副菜はミネラルとビタミンと健康的な日本食は6つの栄養素がバランスよく揃っているため、健康的な食事だといわれているのです。

和食の特徴

日本料理が西洋料理と違うのはどんな点でしょうか?
西洋料理とは異なる5つを紹介します。

　1つ目は食事全体のエネルギー量の約半分が炭水化物、主食で占められていることです。アメリカやヨーロッパ圏などの欧米では主食を必ずとるという習慣はなく、メインディッシュとサブディッシュという考え方による食事の形になっています。しかし、主食は体を動かすためのエネルギーとなります。メインディッシュとサブディッシュという形だと糖質が不足し、エネルギーを脂質に頼りっきりになってしまいます。また、脳の唯一のエネルギー源はブドウ糖だといわれています。他でも補うことはできますが、主食を取るのが手っ取り早い栄養摂取です。炭水化物を取るには米がおすすめです。パンやパスタは米と同じ量を食べたとすると脂質が高く炭水化物が少ないです。米は栄養価が高く、素材そのままを食べるので腹持ちが良いという特性もあります。パンやパスタは一回粉状にしてから形成するので米と比較すると腹持ちが良くありません。米を精米する前の玄米にはミネラルやビタミン、食物繊維も豊富に含まれており、白米よりもさらに栄養価が高くなっています。白米よりも炊くのに時間がかかるので時間のある日におすすめします。

2つ目は、動物性タンパク質を魚で取ることが多いため、脂質を抑えることができます。現代では日本でも肉を食べることが多くなっていますが、かつては魚を中心に食べていたため、より健康的でした。部位や種類にもよりますが、魚よりも肉の方が脂質が高く高エネルギーになってしまいます。魚にも脂質はありますが肉よりも体に負担をかけにくいといわれています。また、肉は魚より消化に時間がかかります。平目の刺身は2時間半ほど胃に滞在するのに対してビーフステーキは4時間15分も胃に滞在します。筋肉を作るのにはタンパク質が原料となるため、適度にバランス良く摂取することが必要です。

　3つ目は、野菜を豊富に使用することです。和食は主菜でも野菜と一緒に煮込む料理や、他のものと一緒に焼いたり炒めたりする料理が多いため、野菜も一緒に摂取しやすくなっています。たとえば、肉じゃがやゴーヤチャンプルなどは、タンパク源も入っていますが、野菜が主役です。また、日本には四季があり、季節ごとに採れる旬のものを好みます。旬の食材には栄養素がたっぷり含まれ、味わいも豊かです。

　4つ目は、汁物を1日に1度は摂取するということです。汁物は水分補給だけでなく、具材に野菜や海藻などが入り栄養を補います。また、胃を温め、新陳代謝をあげることができます。新陳代謝とは体を構成する細胞を新しくしていく働

きのことです。日本の汁物は味噌汁が多く味噌は発酵食品で栄養価も高いです。

　5つ目は、出汁を大切にしていることです。欧米にもブイヨンやコンソメなどの牛肉や野菜で取れる出汁もありますが、日本では主に昆布や鰹節、干し椎茸などの乾物から取れるものをいい、素材は長期間かけて作られます。一方、出汁を取るという調理過程は短時間になります。

　日本人は旨味というものにも気を使います。出汁には旨味成分が含まれています。乾物する過程で干され水分を飛ばされるので、旨味が凝縮しており、少量でも十分な出汁を取ることができます。

　昆布は海藻なのでミネラルは豊富ですが、欧米ではなかなか食されることはありません。数分火にかけることで、上品な味を出し素材の味を引き立てます。

　鰹節は、かつおに火を通し燻すことで鰹の内にある水分を飛ばし乾燥させ、最後にカビをつけて作られる日本の伝統的な発酵食品です。

　数週間で完成するものや完成するのに何ヵ月もかかるものなどさまざまなものがあります。これらに異なる旨味成分があり、合わせることでさらに旨味が向上します。これらの出汁を使うことで食材本来の甘さや旨味を引き出します。和食にとって出汁は欠かせないものになっているのです。

マインドフル・イーティングと腹八分

Mindful eating e Hara Hachi Bu

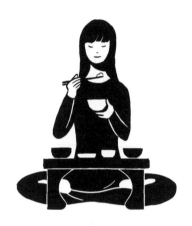

　今日は土曜日で、美しい日です。私は家の小さなベランダに座って、温かいジンジャーシナモンミルクとチョコレートマフィンを食べています。砂糖の代わりにハチミツを、バターの代わりにギリシャヨーグルトを入れたチョコレートマフィンを10個作りました。代替食品を使用したので通常のマフィンより健康的ですが、チョコレートを大量に入れたので、とてもカロリーが高くなってしまいました。そのため、今日は2つだけで、他は数日に分けて食べようと考えています。

私は、チョコレートは抑えが利かないため苦手です。上智大学で勉強していたある日、朝食に使うヌテラの瓶を買ったのを覚えています。その日の夜、図書館で丸１日過ごした後、ヌテラを塗ったパンをご褒美として食べることにしました。１時間もたたないうちに、パンはなくなり、400グラムもヌテラを食べ尽くしました。パンがなくなった後はヌテラはスプーンですくって食べました。

　先述したように、私は食事方法に問題がありました。米国摂食障害協会（NEDA：the National Eating Disorders Association）によると、「ビンジ・イーティング障害」（BED：bingeating disorder：どか食い）とは、深刻で、生死にかかわることのある、治療可能な摂食障害で、大量の食べ物をしばし高速に、気持ちが悪くなるまで食べてしまう行為を繰り返すことを指します。ドカ食いをしている間は自分でコントロールすることができず、後々恥じらいの気持ちや、後悔、罪悪感に悩まされることがあります。[注9]

　私は人よりも早く食べる傾向があるため、多くの場合、これらのビンジ・イーティングは非常に短い期間で繰り返されます。全くお腹が空いていないときでも、満腹になって不快になるまで食べてしまうことがあります。

　ビンジ・イーティング障害に苦しむ人々のもう１つの側面は、恥ずかしさの感覚です。実際、この障害に苦しむ人々は、それに続く恥と嫌悪、罪悪感、悲しみのため、１人で食事を

します。また、この障害を持っている人のほとんどは肥満または過体重です。

　私は長い間「肥満でも、過体重でもないので、深刻ではない」と勘違いをし、問題があるとは思っていませんでした。それでも、週に1、2度食べすぎていたことがあり、罪悪感から長期間の断食とどか食いを繰り返していました。過食した後は24時間食事をとらず、その反動でまたどか食いするということを繰り返しました。コントロールしようと一生懸命頑張りましたがなかなか上手くいきませんでした。

　その原因は私にとって食事はご褒美だったからです。食べることはいつも私を幸せにしてくれます。しかし、私がやっていたのはむさぼり食うということでした。ツナ缶、ヨーグルト、パンなど、冷蔵庫や食器棚で見つけたものを片っ端から何でもかまわず食べ散らかしていました。

　精神安定のため食べ物に頼り、自分をコントロールできずに気分が悪くなる。そして食べ物に戻るという悪循環に陥りました。

　あの頃を思い出すと、あたかも自分ではない別の人がヌテラを食べていたかのように思われます。今でも無心で食べ続ける日（PMS症状）もありますが、以前のような衝動はなくなり、自分を上手くコントロールできるようになりました。私はセラピストに指摘され、初めてそれが問題であることに

気づきました。しかし、食べ物との関係を確実に改善できた別の2つの要因もありました。それはZERO GYMのインストラクターでもあり、同僚でもある松尾伊津香さんが教えてくれた、今まで聞いたことのないマインドフル・イーティング（Mindful Eating）と腹八分目という考え方です。私の心を支えてくれた、この2つの考え方についてお話しさせてください。

マインドフル・イーティング

　マインドフル・イーティングとは、五感を働かせて食べ物に全神経を集中させ、食べることに真の喜びを見出すことです。それは、仏教の教えに基づいた自給自足の活動でもあります。

　皆さんは五感を使って食事をしているでしょうか？ 食事中にインスタグラムのストーリーを見ていたり、週末に何をしようか考えたりしているのであれば、100％食に注意を向けているとは言えません。意識して食べるとは、食べたり飲んだりしながら、判断や批判をすることなく、自分の身の回りで起きていることに最大限の注意を払うことを意味します。

　まずは「気づき」を身につけること。そうすることで、私たちが味わう食べ物や、空腹感や満腹感、食べ物に関連する感情や思考、感覚を通して自分自身を同調させることができ

ます。「気づき」とは穏やかで集中した注意の一種です。私たちは意識的に自分自身を観察するとき、第三者（客観視）として私たちの体、感情や思考から来る感覚に意識を向けます。客観視することで私たちが無意識のうちに食べてしまう行動を理解することができます。「今、この瞬間」を大切にする考え方です。私たちの意識を食へと向けるためには、ながら食べ、無意識食べなどのよくない食習慣をやめることから始めましょう。より実践的なアドバイスとして、食べ物を最高の状態で味わうためには、ゆっくりと、一口ずつ、よく噛んで、座って食べます。味蕾の多い舌先を使うことで、口の中にあるものを最高の状態で味わうことができます。嫌いな食べ物を食べることも学ぶことにつながります。納豆の例を挙げます。まず、納豆に目を向けましょう。そのにおい、その色、その質感。ゆっくり噛んで、長く口の中に入れておきましょう。それは私たちの体にどのような反応を引き起こしますか？

　判断しないで手放す：中立した思いやりのある考え方をすることで、マインドフル・イーティングの難しさを理解できるようになります。自分を批判するのをやめると、食べることにもっと集中して心を配ることができます。美味しいか、美味しくないかは重要ではないので、この判断はしなくてもかまいません。自分の判断に焦点を合わせるのではなく、あなたの体がそれらの味、質感、においにどのように反応するかに焦点を合わせてください。過去の経験を忘れましょう。

　　　　　第3章　食事

食べることが初めてではなくても初めて食べるというように
考えます。「外国人は納豆が好きではない」、「納豆はくさい」、
「ネバネバしている」などの知識や経験などをすべて忘れて、
初めてのふりをしましょう。

　受け入れる：物事を変えようとせず、あるがままに受け入
れます。体が納豆にどのように反応するかを理解したら、私
たちは判断することなく、私たちの反応をそのまま受け入れ
ます。

　マインドフル・イーティングを実践することで、それぞれ
の食べ物が食べた後にどのように感じるかに注目し、より健
康的な食事を選択することができるようになります。また、
ゆっくり食べることで消化が良くなり、満腹感が得られるの
で、食事の量が減り、より健康的でバランスの取れた食事に
なります。[注10]

腹八分目：
自分を鍛えて必要なものを少なくする

　イタリア語では「Una mela al giorno toglie il medico di to
rno」という言葉がありますが、英語の「One apple a day ke
eps the doctor away（1日1個のリンゴは医者を遠ざける）」
と同じです。これは、リンゴのようなヘルシーな食べ物は、
最良の薬であるということを述べています。健康的な食事を
すれば、医者に行く必要はありません。

日本語には「腹八分目に医者いらず」という似て非なるものがあります。これは、デザートを食べようが、野菜を食べようが関係なく、満腹になるまで食べず胃の中の20％が空いた状態を保ちましょうということです。この言葉を教えてくれたのは、私がイタリア語講師として教えていた生徒の一人、60代半ばの日本人医師でした。この考えがどれほど重要なものか、当時は知りませんでした。

「腹八分目」は、リンゴのような比喩的な表現ですが、日本人、特に沖縄の人の長寿の秘訣の1つとされています。生きがいの話のときにも説明しましたが、実は沖縄は百寿者の割合が世界一で、「長寿の島」と言われており、世界的に注目されています。

沖縄県民の1日の平均摂取カロリーは約1900キロカロリーです。米国農務省の調査によると、中年男性のアメリカ人の平均摂取カロリーは2500キロカロリー以上と、約20％も多く摂取しています。摂取カロリーが少ないことは、BMIの低下につながるだけでなく、沖縄県民が健康で元気であることの大きな要因になっていると思われます。[注11]食べる量が少ないと、消化時間が短くなり、食べ過ぎると、胃の消化に時間がかかり、眠くなったり、ときには不快感を感じることもあります。また、自分に合った適量の食事は、肥満やメタボリックシンドローム、逆流性食道炎などの食に関する病気を防ぐことができます。酸性度が下がり、胃腸の働きも良くなります。沖縄にはフリーラジカルが少ないため、心血管

疾患や癌、その他の老年期に関連する病気のリスクが低いといわれています。しかし、沖縄の人たちは「腹八分目」をどのように実践しているのでしょうか。

　沖縄県民が摂取カロリーをすべて把握しているわけではありません。むしろ、「腹八分」の教えにしたがって、料理を少量の小皿に分けて食べることで、食べ過ぎず、じっくりと味わっているのです。

　彼らは自分の体を理解しているため、食べ終わりもしっかり判断できます。一方で、他の多くの人は、脳から「もうお腹いっぱい」という信号がくる前にお皿を空にしてしまいがちです。食事量を減らしたいと考えている人に最初にアドバイスするならば、まず盛り付ける量を少量にすることです。もうお腹がいっぱいだと思っても、まだお皿に食べ物が残っていれば、必要なくても食べ続けてしまいます。

　元恋人の家族に会うためにアメリカに行ったとき、脂っこいチーズたっぷりの料理が出てきました。日本では料理の量を選ぶことができますが、アメリカではボリュームたっぷりなのが普通です。たとえば、ダイナー（アメリカ特有のプレハブ式レストラン）でサンドイッチを注文すると、食べきれないほどの大量のフライドポテトがついてきます。私は「もったいない」と思い、出されたものをすべて食べてしまう傾向がありました。アメリカに滞在した3週間ほどの間に、行きに履いていたジーンズが帰りには入らなくなってしまったのです。

イタリア（少なくとも私の家）では、母がパスタ500グラムを三人前として準備します。「食べ残しは明日の分」といつも言っていますが、兵隊が食べるような大盛りの料理を作ったとしても、残らないことがほとんどでした。

　現在では最初に作る量を調整しています。また、誘惑に負けないように、作り置きをすぐにタッパーに入れて冷蔵庫に入れてしまいます。

　では、どのようにして自分が腹八分目まで食べたと判断すれば良いのでしょうか？ それはとても簡単で、ただ自分に問いかければいいのです。食事中に食べるという行為そのものや胃の中に入ってくるもの、そして自分の気分に注意を払ってみましょう。このようなマインドフルな食べ方をすることで、満足感を得るために、必要な量を意識することができます。体の声に耳を傾け、それが同調するための鍵となります。

　実際、胃と腸は非常に順応性のある器官であり、筋肉が訓練されるのと同じように「訓練」することができます。考えてみてください、胃は50ミリリットルから4リットルまで伸縮することができるのです。自分の中で何が起こっているのかに注意を払えば、膨らみすぎているときにはそれに歯止めをかけることができます。腹八分目は、単なるダイエット方法ではなく、健康的な食事量に調節することです。心と体のつながりを作り、自分自身とより調和した生き方ができるようになります。

「腹八分目」については、自分で学んだことは、しっかり実践しています。必ずしも毎回ではありませんが、満腹の一歩手前で食べるのをやめるようにしています。

今日の天気が良くて最高に気持ちがいいので、ベランダにゆったりと座って、新鮮な空気を吸いながらリラックスしています。目の前には綺麗に焼き上がったものと型から生地がはみ出してしまったマフィンがあります。私は１つを手にとり、その重さや色を感じとっています。鼻の近くに持っていくと、ココアとシナモンのいい匂いがします。型紙をそっと下げると、口に入れ、唾液が出るのを感じ、そしてゆっくり噛みはじめます。次第に唾液が増加するのを感じ、ゆっくり噛み続けます。体のあらゆる反応を感じながら、マフィンを大事に飲み込みます。

　１つ食べてお腹は満たされたのでもう１つのマフィンは必要ありません。これは別の日のお楽しみとして取っておきます。

日本の食材

Gli ingredienti giapponesi

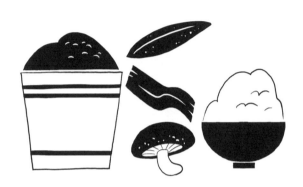

基本の調味料（料理のさしすせそ）

　日本料理でよく使う調味料を紹介していきます。出汁（だし）を基本に、醤油・みりん・日本酒などを使い、料理によって分量を調節しながら味付けしていきます。この3つがあれば大抵の料理は作ることができるでしょう。

　醤油は、大豆と塩などを麹を活用して発酵させた調味料です。地域によっても甘めであったり辛めであったり味の癖や濃さが違うので、自分の好きな味を見つけるのも楽しいかもしれません。みりんは米と焼酎を主体に麹を使い発酵させた甘いお酒の一種です。味に甘味を足すという役割の他に、食

材の臭みをとる役割や料理に照りを出す役割もあります。みりんは糖質を含む甘めの調味料なので、最後に入れることでとろみがつき、料理に照りを与えることができます。日本酒はみりんと同じく、米と麹から作られる調味料です。同じような作り方ですが、日本酒とみりんの違いは発酵の仕方にあります。みりんは麹を入れることで米のデンプンを分解させ甘みの素であるブドウ糖にします。ここでみりんは完成になります。

　日本酒はここに酵母を追加し、ブドウ糖を酵母の餌として使うことでアルコール発酵をさせます。甘みが少なくなりすっきりとした味わいになります。このように、日本には発酵させた調味料が多くあります。

　調味料を使う順番にも決まりがあります。日本には「料理のさしすせそ」というものがあります。これは調味料を使う順番を、ひらがなの50音順（英語でいうアルファベットの順番。ABCのようなもの）になぞらえて覚えやすくしたものになります。それぞれが調味料の名前の文字をとっており、「さ」さとう（Sugar）、「し」しお（Salt）、「す」す（Rice vinegar）、「せ」せうゆ/しょうゆ（Soy Sauce）、「そ」みそ（Bean paste/Miso）になります。

　甘みのある砂糖やみりんは塩や醤油など塩分を含むものを先に入れてしまうと味が染みにくくなってしまうので先に入れる必要があります。

　塩は砂糖の後に入れます。

酢は「さしすせそ」の中では真ん中に当たりますが、熱を与えると酸味が飛びやすくなってしまうので、加熱調理で酢の酸味を活かしたい場合は最後に入れると良いでしょう。逆に、加熱することによって酸味がまろやかになるので、料理によって使う順番を変える必要が出てくる調味料です。

　醤油は昔の言葉で「せうゆ」と表記するため「せ」の部分に入っています。

　味噌はこの頭文字にはないですが、和食を作る上でやはりとても大切な調味料になります。

　酢や醤油、味噌は発酵食品になります。発酵食品はそれぞれに独特な風味がありますが、その風味は加熱により薄れます。そのため、風味を活かしたい場合は調理工程の終盤に入れます。

日本の米・肉・魚

　日本には特徴的な食材がたくさんあります。ここではそれぞれに対して少しお話しします。

米

　日本はアジアの米消費国の一つです。世界で食されている米の80％は、インディカ米という種類になります。これはインドなどでも食べているお米の種類で、炊いた後に粘り気がなく、一粒一粒が独立している長細い米になりま

す。主にパエリアやタイカレーなどに使用され、米を食べる多くの国で食されます。日本で一般的に食べているお米はジャポニカ米といい、炊きあがった後の米は粘り気があるため、ふんわり柔らかく、ツヤと甘みがあり、口当たりの良い米です。日本の他には中国や韓国など東アジアで多く食されています。玄米から表面の部分を取り除いた白米は、80%がでんぷんで構成され、日本人のエネルギー源の大部分を占めています。

お米は炊いたらすぐに食べるのが基本ですが、ジャポニカ米には冷めても美味しいという特長があり、お弁当のおにぎりは人気があって、炊きたてではなくても美味しく食べられます！

肉

和牛の美味しさは世界に認められていますが、それは焼いたときの香りと肉の柔らかさによるものです。一級品の和牛ステーキは、厚みがあっても包丁の力を借りなくてもお箸で切れるほどの柔らかさがあります。この特徴は、筋肉内の脂肪層（サシ）と筋肉のバランスによるもので、完璧な脂肪量を得るためには、長い時間をかけて育てること、そして日本全国に存在する良質な水と飼料が重要です。

魚

日本は新鮮な魚を食べることで有名ですが、美味しい刺

身を作るには、ただ生の魚を切れば良いというわけではなく、上質な片刃包丁を巧みに魚肉の味を損なわないように使って手早くスライスする必要があります。築地市場は日本全国から魚を集めていますが、ストレスをためずに鮮度を保つため、すばやく脳死させて血を抜く「活け締め」という技法が用いられています。

季節の行事食

　世界各国にはその国独自の行事や宗教上の風習などさまざまなものがあります。日本にも昔から続いている行事が多くあります。日本では行事食や食材に意味が込められているものが多数あり、それは言葉を大切にする、言葉に魂が籠るという考えの「言霊」という言葉からくるものだと考えられます。そんな意味の込もった日本の行事食について紹介します。

　まずは、1年の初めにある行事であるお正月に食されるおせちです。欧米諸国では冬はクリスマスの方が盛大に祝われると思いますが、日本ではお正月の方が大事な行事として扱われ、大晦日までに料理をあらかじめ用意しておき、お正月に備えます。お正月に食べる料理は「おせち」と呼ばれ、重箱に詰められるさまざまな料理には、それぞれに意味が込められています。名前に縁起を担ぐ食べものが使われることが多く、黒豆は「まめ」という言葉に元気・丈夫という意味や、

まめに（＝勤勉に）働くという意味があり、黒く日に焼けるまで勤勉に働くという意味も込められています。数の子はニシンの卵で数が多いことから、子宝に恵まれるという意味の縁起物として扱われており、田作り（片口イワシの稚魚を干し甘辛く炒ったもの）は、昔イワシを肥料として使ったことから豊作を願うものになっています。この3品は祝い肴と呼ばれ、おせち料理では欠かせないものになっています。他には日本の祝いの色である紅白のかまぼこ——赤は魔除、白は清浄の意味を持っており、伊達巻は形が巻物に似ていることから、知識が豊富に得られるという願いが込められています。あとは、鯛や昆布巻なども縁起がいいものです。鯛は「めでたい」という言葉から、また恵比寿天が持っているものなのでめでたいものとされており、昆布巻きは「よろこぶ」と言う語呂にちなんでいます。このように、お正月にはさまざまな縁起のいいものを食べ、1年のスタートを切るようになっています。

　夏には、「土用の丑の日」（季節の変わり目）に暑い中で精をつけるためにうなぎを食べます。もともとはスタミナがつく「う」のつく梅や馬、うどんなどを食べると縁起がいいとされていましたが、江戸時代にうなぎの売れが悪かったため商人が「土用の丑の日はうなぎを食べよう」と宣伝したことでうなぎが人気となり、夏の風物詩になったそうです。

お鍋でもご飯は炊ける

　お米は和食には欠かせないものですが、海外で暮らしていると、お米を炊こうと思っても炊飯器がなく面倒に思うこともあると思います。実は家庭にあるお鍋でも簡単に炊くことができます。特に土鍋で炊くと美味しいですよ。炊き方は簡単で、加熱と蒸しの作業を合わせて約50分ほどです。

　金属製の鍋でお米を炊くときのポイントとして、「初めチョロチョロ中ぱっぱ、赤子泣いても蓋とるな」という言葉があります。これは火加減と状況を表したものです。最初はお米は乾燥しているので、米に水分を含ませるため、水を入れた鍋に米を入れて20分ほど吸水させます。そのときにチョロチョロと弱火で鍋を温めながら水を50度ほどにすることで、お米への吸水を促すことができます。中ぱっぱとは一気に沸騰させて加熱することです。中火で20分ほど加熱し沸騰させます。なお、沸騰すると吹きこぼれてしまうので、縁が盛り上がっているようなお鍋で炊くと吹きこぼれが少なくすみます。赤子泣いても蓋とるなとは、しっかり蒸すことが大事であるということを表しています。赤ちゃんがお腹がすいたと泣いても蓋を開けずに蒸すことで、より美味しく炊き上げることができるというたとえです。お鍋で炊くと下の部分が少し焦げ、かりっと香ばしいおこげができるのも、お鍋でご飯を炊く楽しみのひとつです。

出汁の取り方と注意点

　出汁もお米と同じぐらい日本食を作る上で大切なものになります。顆粒出汁（かりゅうだし：出汁を粉末状に加工したもの。溶かすだけで簡単に使用できる）を入れるだけで格段に日本食は美味しくなりますが、本格的に昆布と鰹節でとった出汁は香りや風味が全く違います。ほんの数分で出汁を取ることができるのでぜひ実践してみてください。

　鍋に水を入れ、あらかじめ昆布を水につけておきます。時間があるときは30分ほどつけておくとより良い出汁を取ることができます。弱火でじっくりと煮出し、沸騰する直前で昆布を取り出します。昆布は沸騰させるとえぐみが出てしまうので注意が必要です。昆布を取り出した後、鍋に残った水を一度沸騰させます。そこで一度火を弱め、鰹節を加え、もう一度沸騰させ弱火にすることで、鰹の出汁を煮出します。数分後、布巾を敷いたザルなどに鍋の中の汁をあけ、鰹節と出汁をこし分けて完成になります。短時間で美味しい出汁のでき上がりです！

　鰹節を少し長めに煮出すと色が濃くなり、鰹の出汁がきいた、おかずに最適な出汁を取ることができます。出汁の味を味わうには、味付けを控えめにしたお吸い物がおすすめです。鰹節と昆布どちらか一つだけで十分美味しい出汁が出ますが、合わせることで相乗効果が生まれ美味しい出汁ができます。

日本の朝食と弁当

La colazione giapponese e il bento

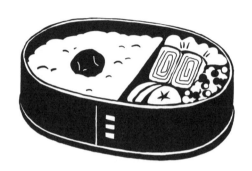

日本風の朝ごはん

　私が日本にいる間に習得した最高の習慣のひとつは朝食です。私にとって朝食は、子供の頃からずっと、その日の最も重要な食事であり、私のお気に入りでした。イタリア人として、私はいつも朝食にミルクコーヒーに浸したドライビスケット（バーに行くときはクロワッサン）を食べてきました。

　日本に来てから変わったのは、食べ物の質です。残念ながら、イタリアのように牛乳やコーヒーに浸すために特別に作られたドライビスケットは見たことがありません。そのため、ビスケットの代わりに、コンビニスナックを食べたり、ジャ

ムパンを食べたりしていました。ですが、最近美味しい朝食
を作り始めました。朝のお茶を飲んだ後、朝食の準備を始め
ます。平日は職場で食べることも多いですが、週末には家で
準備をして、和風の朝食を私好みに変えて食べています。

伝統的な日本の朝食（定食）

　私は最高の一日を始めるために、週末または朝食の準備を
します。順番に始めましょう。

ご飯

　米は日本料理の中心で、主食として食べられます。その存
在はイタリア人にとってのパンに少し似ており、食事から滅
多になくなることはありません。日本でも、シャケや卵など
のおかずとともに、ご飯を食べます。

　私は普段、日曜日の夜に約４合の米を炊きます。炊き上
がったら、ラップで10個ほどの塊に分け、冷蔵庫または冷
凍庫で保存します。１つ１つ分かれているため使いやすく、
手早く準備することができ、これを持って１週間出社するこ
とができます。普段は白米を使っていますが、繊維が豊富な
玄米に変えることもあります。日本人は当たり前のものとし
て味があまりしない白米を食べますが、私にとっては少々物
足りなく感じることがあるため炊く前に少量の塩を加える場
合もあります。

玉子焼き

オムレツのようなもので、私の大好物です。見た目のせいで、作るのが難しいと思われがちですが、薄く焼いた卵を丁寧に巻いて何層にも折り込んでから切るだけなので、それほど難しくはありません。焼きすぎず、油っぽくならないように、細過ぎない完璧なものを作るまでには、何度も試行錯誤しました。用意するものは、専用の四角いフライパン（持っていない場合は普通のフライパンでも良いが、端まで同じ厚さにできないため、イメージ通りの卵焼きができない可能性があります）、卵、醤油、砂糖（私はごく少量入れますが、全く入れないこともあります）、みりん（手元にない場合は必要ありません）をすべて混ぜ入れ少量ずつ焼き、折りたたむのを繰り返します。

納豆

納豆は大豆を発酵させた発酵食品です。多くの外国人が苦手意識を持っているのと同様に私も苦手意識を持っていて、納豆はほとんど食べません。

漢字も読めずほとんど和食についての知識がなかった頃、回転寿司店でお気に入りを見つけるためにさまざまな種類を頼んでいました。どんどん注文した品が届く中、足のにおいのような強烈なにおいがしたため近くのお客さんが靴を脱いだのだと勘違いをしていました。最後に残った納豆巻きを前

にするまでにおいの源はわかりませんでしたが、前にすることでやっとにおいの謎が解けました。そのにおいは足ではなく納豆のにおいだったのです。納豆の味もにおいもわからなかったためまずい寿司を出されたと思っていました。

とても健康的だし、何より安いのですが、そんなに好きではありません。多くの栄養が詰まっています。1つは大豆でできていることです。大豆は日本では「畑の肉」と呼ばれており、多くのタンパク質を含んでいます。また、納豆には特有のナットウキナーゼという酵素が含まれています。これは血栓を除去したり血流の改善を促す効果が実験で認められています。

魚

日本の朝食で最も多く消費される魚は、焼き鮭でしょう。鯖も人気の魚の種類です。通常、日本人のキッチンにはコンロ下に魚焼き用のグリルの引き出しがついており、そこで魚は調理されます。そんなに大きくはありませんが、鮭の切り身が4切れほど入る大きさです。正直、下の受け皿に魚の脂が落ち、後の掃除が大変なのであまり使ったことがありませんでしたが、最近アルミホイルを食材の下にしくと汚れにくいと知って、それほど大変ではなくなりました。このグリルで焼くと余分な油が落ちふっくら焼き上げることができるため、美味しい魚を食べることができます。

味噌汁

　美味しく、栄養価が高く、あっさりしていて、一杯で約80キロカロリーほどしかありません。大豆を塩と一緒に発酵させてできる味噌は、アジアのレシピに多く使用されています。普通は季節に合わせて野菜を入れますが、私の具材はほとんど同じです。海苔、豆腐、きのこ類を入れます。野菜中心の食事を意識しているため、肉や魚を入れることはほとんどありません。日曜日にたくさん用意して、木曜日まで飲めるようにしています。

カプチーノ

　典型的な日本の朝食の一部ではありませんが、私はイタリア人なので、カプチーノなしでは朝食は語ることはできません。すでにお伝えしたように、イタリアのバーで作られているような美味しいカプチーノを見つけるのはほぼ不可能なので、自分で作っています。実際にはそれほど難しいことではありません。まず、エスプレッソを作るために（普段はセガフレードのモカパウダーコーヒーを買っています）、愛用しているモカ（小さめな豆で独特な風味を持つコーヒー豆の種類）を使っています。普段は牛乳を使っていますが、たまに豆乳やライスミルクを使うこともあります。カプチーノクリームを作るために、フレンチプレスを使って、ミルクまたは豆乳をホイップしコーヒーと合わせます。そうすることで、私のためだけの世界一のカプチーノが完成します。日本に住

んでから、砂糖を入れるのをやめ、たまにハチミツを少し入れるだけにしています。休日の朝食はゆっくりカプチーノを飲んで過ごし平日は抹茶を飲んで朝の時間を過ごしています。

　朝食をすませるといつもとても満足感があります。家を出て40分ほど自転車に乗り、会社に着くとすぐ仕事を始める準備ができています。いつもこんなふうに自分を甘やかしている暇はありませんが、満ち足りた朝食にはそれだけの価値があると思っています。私は朝食を食べることで元気いっぱいにお昼まで過ごすことができます！

お弁当

　私のように日本のアニメを見て育った人は、日本のお昼ご飯の定番である「お弁当」をご存知の方も多いのではないでしょうか。
「お弁当」という言葉は、実は南宋時代の俗語「べんとう（便当・便當）」に由来しており、「便利な」という意味で、非常に古い歴史を持っています。その起源は、鎌倉時代の12世紀に、仕事に持っていくために「ほし飯（ほしいい）」と呼ばれる文字通り干したご飯（現代で言うとアルファ化米のようなもの）が開発されたことに始まります。洗練されているというよりは、農家や漁師などの野外で働く人たちが外出先でお腹を満たすことだけを考えたものです。しかし、この食

べ物を持っていく習慣が徐々に上流階級にも広がっていき、江戸時代には、遠足や茶会、能、歌舞伎の公演などの何時間もかかる外出の際に、弁当を持って行くようになりました。能や歌舞伎などの芝居の間（幕の内）にこの弁当を食べたことから、「幕の内弁当」という言葉も生まれました。

　明治時代には、初めて「駅弁」が販売されました。1885年（明治18年）7月16日、北関東の宇都宮駅で、おにぎり2個とたくあんを笹の葉で包んだものが販売されたのが駅弁の始まりだと考えられています。また、明治初期の学校には給食がなかったため、多くの生徒や先生がお弁当を持ってきていました。[注12]

　しかし、弁当の問題点は、子供たちの社会的格差を示してしまうことでした。銀製の弁当箱を持参する子供もいれば、ほとんど食べ物が入っていない弁当箱を持ってくる子供もいたということです。本間学氏は、『The Folk Art of Japanese Country Cooking』という本の中で、「それらの弁当には、牛乳一杯、コッペパン、バター一つまみ、ご飯、汁物が入っていた」と記しています。風呂敷で弁当箱を包んできた子供たちそれぞれの弁当から子供たちの社会階層の違いが見えてきたといいます。

　そして、80年代には、テレビや電子レンジのおかげで、お弁当が人気を取り戻しました。

現代のお弁当

　弁当箱を開けると、白米、調理された野菜や肉、魚、果物、季節によって変わる食べ物がふんだんに入っています。弁当箱は、柄や模様が描かれた風呂敷で包まれ箸が差し込まれます。外側も魅力的です。料理の盛り付け方、箸、箱、盛り付けにはそれぞれのバランスがあり、彩りも豊かです。お弁当を作るのは時間がかかりますが、コミュニケーションとしても活用されています。

　心を込めて作られた手作りのお弁当からは、食べる人への気持ちが伝わってきます。誰かに愛を伝えるために、上手に盛り付けられた料理ほど良いものはないのではないでしょうか？イタリア人は食べ物で愛を発信しているので、この考えに大いに同意します。言葉よりも行動を大切にする社会の中で、お弁当は日本のコミュニケーションのお手本です。子供に野菜を食べさせるために、母親はクマの形のご飯に野菜のかぶりものを被せ楽しく食事できるように工夫を凝らします。面白いことに、夫婦喧嘩で復讐に燃える妻が夫のために作ったお弁当でおかずをなしにすることで怒りを表すこともあるそうですよ。

　……ちょっとしたフェミニストのような記述をお許しください。

菜食主義

Vegetarianismo

　米、豆腐、豆乳、味噌などの大豆製品が豊富で、仏教の国でもある日本は、多くの人がベジタリアンやビーガンにとってのパラダイスだと想像しています。実際、これらの製品は、牛乳や肉などの動物由来の製品の代替品として、世界中の多くのベジタリアンやビーガン（それだけではありません）に愛用されています。しかし、残念なことに、短期間在日すれば、そうではないことがわかるでしょう。日本でビーガンやベジタリアンになることは不可能ではありませんが、生活を送ることは、予想以上に複雑であることを認めなければなりません。

　日常的に直面する問題のひとつに、「出汁」があります。

出汁は、鰹節や昆布などの乾物から煮出してできるもので、和食のさまざまな料理に使用されています。1908年に池田菊苗が、味の甘味、塩味、苦味、酸味に続く第5の味覚として「うま味」を特定したのは、この出汁のおかげです。

　日本料理の多くは出汁をベースにしているので、独特の風味があります。味噌汁、ラーメン、うどん、そばなどの料理は、肉や魚が全く入っていないように見えますが、出汁を活用しているものも多いため動物性食品を含みます。出汁には、昆布だけを使ったものや、しいたけを使ったものなど、さまざまな種類がありますが、日本料理の多くは煮干しと昆布の合わせ出汁というものを使います。これが、日本でベジタリアンやビーガンになるのが本当に難しい理由です。

　私は、日本滞在中にベジタリアンやビーガンになることを断念したり、保留にしたりした外国人をたくさん知っています。というのも、忙しい人や料理が苦手な人にとって、出汁や肉・魚系の食材を避けるのはとても難しいことだからです。

　言葉が通じないとなると、事態はさらに複雑になります。食品や商品のラベルがすべて日本語で書かれており、言葉に詳しい人でも、漢字を認識したり、書かれている内容を理解したりするのが非常に難しいことがあるからです。実際に、ラベルは理解するのが難しく、シンプルなおにぎりや卵サンドでも、材料に出汁が含まれていても「出汁」とラベルに明記がなく、違う言葉で書かれていたことを何回も経験しました。また、日本のスーパーで買い物をすると、最初の数回は

迷ってしまいます。初めて買い物に行ったときのことを今でも覚えています。見たこともない食品や商品に囲まれ圧倒され、醤油を買ったつもりが、めんつゆを買ってしまいました。買い物で翻訳機を使うことがよくありますが、翻訳しても、その品物が何のためにあるのかさえもわからないのです。たとえば、最初に顆粒だしを手にしたときは、それが何なのか、何のためのものなのかわかりませんでした。

　また、日本人がベジタリアンやビーガンについて知識がないことも問題だと思っています。欧米ではベジタリアン、ビーガン、ペスカタリアンという言葉が一般的になっていますが、日本ではこれらの言葉の意味を知らない人も多いようです。職場でさえ、ビーガンのレストランの話をすると、怪訝な顔をされることが何度もありました。

　しかし、日本でも、有名なファストフードチェーンのひとつであるモスバーガーで、植物性食品のみを使用したバーガーをメニューに載せています。これは大きな一歩です。私はベジタリアンやビーガンになったことはありませんが、小さい頃からなるべく肉を食べないようにしていました。それは、味が苦手だったからではなく、肉食が私たちの体や地球、そしてもちろん殺される動物たちに悪影響を及ぼすことを常に意識していたからです。[注13]

　『The Reducetarian Solution』という本には、肉の消費が私

たちの心身や地球にどのように影響するか、そして肉の消費をわずか10％削減する方法について、70以上の短いエッセイが集められています。

　私たちの心に関して、食肉業界がマーケティングやコミュニケーション戦略を通じて、肉を食べたくなくても、食べたくなるように仕向けることで操作されているということに焦点を当てたエッセイが多くあります。たとえば、100円のチーズバーガーを考えてみましょう。製品の低コストは、消費者からより多くの注目を集める傾向があります。さらに、マーケティング理論の基本原則の１つによると、アメリカだけでも年間約1860億ドルを費やして消費を宣伝しているため、製品の広告など、日々目の前に飛び込んでくるものを欲しがる傾向があります。つまり、肉食の需要は、生物学的な必要性とは関係なく、価格と、日常的に提供されるものとがリンクしているのです。

　心理学者のメラニア・ジョイ氏の論文によると、肉の量を減らすことで、心理状態や感情が改善されるそうです。私たちは無意識のうちに、他の生き物を傷つけることに罪悪感を感じてしまう傾向があるからだと考察しており、とても共感しました。

　　「私は心理学者として、食べ物の選択が人間の心理
　　にどのような影響を与えるのか、そしてそれが自分
　　自身や世界にとってどのような意味を持つのか、と

いうことに興味を持ってきました。私の研究によ
ると、肉、卵、乳製品を食べると、私たちの心理
的、情緒的な幸福の基礎となる品質を低下させなけ
ればならないことがわかりました。動物性食品を食
べると、自分の本心とは無縁になり、自然な共感力
が失われ、論理性が損なわれ、感情が麻痺してしま
います。その結果、私たちは自分の深い価値観、つ
まり思いやりや正義といった価値観に反した行動を
とってしまうのです。そしてこれらはすべて、自動
的に、無意識のうちに起こってしまうのです。」[注14]

　体に関しては、肉類の摂取を控えることが体に良いことを
証明する研究結果がいくつかあります。2013年、カリフォ
ルニア州のロマリンダ大学が7万3000人以上を対象に行っ
た研究結果によると、ベジタリアンは非ベジタリアンに比べ
て6年以内に死亡するリスクが12％、ビーガンは15％も低
いことがわかりました。完全植物性の食事は、コレステロー
ルや飽和脂肪が非常に少なく、食物繊維や複合糖質が豊富で、
健康に良い傾向があることがわかっているからです。また、
ビーガンの食事は、腸の動きを良くし、動物性タンパク質を
摂取している人よりも炎症のレベルが低く、血液汚染が少な
いことを示しています。

　最後に、環境要因。科学的に基づいた研究で、私たちの肉

の食べ方が環境に悪影響を与えることが示されています。国連食糧農業機関（FAO）の報告書によると、世界の土地の26％が家畜の放牧に、33％の農地が家畜の飼料生産に使用されています。全米の牛、豚、鶏を飼育するのに十分な量の穀物と干し草を生産するには、2億エーカーの土地、1億8100万ポンドの農薬、220億ポンドの肥料、17兆ガロンの水が必要になります。また、牛、鶏、豚、山羊などの家畜もメタンを発生させ、温室効果ガスの排出の原因となっています。[注15]

　18歳になる少し前に、私はペスカタリアンになることを決めました。つまり、豚肉、牛肉、鶏肉、羊肉、ウサギ（そう、イタリアでは食用のウサギもいます）など、あらゆる種類の肉を食べないようにするのです。とても大変でした。まず、学校に行くために家を早く出て、帰ってくるのが遅かったので、料理をする時間があまりありませんでした。

　幸いなことに、母は理解が深かったため、私のために別の料理を作ってくれました。小さな町の友人たちは私の選択を理解してくれず、いつも馬鹿にされていました。また、栄養のバランスをとるのが苦手で、炭水化物に偏り、タンパク質やミネラルの摂取が足りず、体力が落ちていると感じることもとても多かったものです。

　日本に来て、日本人は私たちと同じように肉を食べている

こと、そして日本人が常に寿司、つまり魚を食べているという欧米人のイメージは、単なるステレオタイプであることに気づきました。私も気がつけば肉の消費量が大幅に増えていました。しかし、焼肉や焼き鳥などの肉料理を食べ終わるたびに、ちょっとした罪悪感を感じていました。かわいそうな動物のことを考えたり、地球の健康を気遣ったりしていたからです。また、肉を食べた後はいつも少し膨満感がありました。

　そのため、自炊を始めようと思い、ようやく日本のビーガン製品の生産と消費の可能性に気付いたのです。残念ながら、日本の野菜や果物はとても高価です。イタリアのように1キロ単位ではなく、ブロッコリーやリンゴなどは、1個単位や数個の袋詰めされているものがほとんどなので1個の価格がイタリアの1キロ単位の価格と同等になることもあります。私の好きな果物の1つであるスイカは、イタリアでは1キロあたり20〜90セントですが、日本では500g平均500円（ほぼ4ユーロ）です。

　　日本の果物は、イタリアやその他の国々と全く同じ役割を果たしているわけではありません。日本では、西洋のようにおやつであるだけでなく、病気にかかってしまった人に回復を込めた贈り物やお世話になっている人に感謝込めて贈られる贈り物として使用されることもあります。このため、果物は形、色、味の両方

で完璧でなければならず、スイカは2万円（170ユーロ）もするものもあります！

　しかし、キャベツや大根などの野菜の中には、安価なものもあり、和食に代わるヘルシーなソリューションをいつでも見つけることができます。また、国際的にはどんどん普及していますが、豆乳、豆腐、納豆、豆乳ヨーグルト、味噌などの大豆食品は、日本ではとても安く手軽に買えます。週に一度は、豆腐を使った肉料理に似せた新しいレシピを作って、自分を満足させています。インターネットでは1000以上ものアイデアを見つけることができます。

　この生活を送るようになり、やっと自分に自信が持てるようになったのです。まず第一に、動物に対する罪悪感が減り、自分の気持ちが楽になりました。たとえ小さな方法であったとしても、地球の未来のために改善をもたらしていると感じています。また、肉類の摂取量を減らしてから（牛や豚をほとんど食べなくなった）、腹部の膨満感や便秘が減ったような気がします。豆腐や納豆などの大豆製品も、満腹感があり、脂肪分も最小限に抑えられています！

　私がよく作るヴィーガンバーガーのレシピをご紹介します。特に、ベジタリアンやビーガンの人を招いた食事におすすめです。

COOKING RECIPE

ヴィーガンバーグ

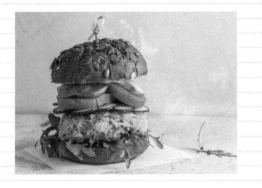

[材料]

豆腐…1/2個（水をよくきる）	醤油…大さじ2
タマネギ…1個（みじん切り）	胡椒…適量
長ネギ…3本（みじん切り）	油…適量
小麦胚芽…大さじ2	バンズ…1個
中力粉…大さじ2	トマトスライス…2枚
ガーリックパウダー…大さじ2	レタス…1枚

[作り方]

❶ 豆腐を軽く押し水気をよく切る。

❷ 大きなボウルで軽く潰し、切った具材を加え、よく混ぜ合わせる。

❹ 厚さ約1センチのパテを形成。

❺ 大き目のフライパンで油を熱し、豆腐のパティを黄金色になりカリカリになるまで片面約5〜6分ずつ焼く。

❻ バンズを半分に切りトマト、レタス、パテを挟んで盛り付けて完成！

日本の菜食主義の歴史

　日本では、過去70年以上にわたり、人口増加、都市化、急速な経済発展によって、伝統的なライフスタイルが大きく変化してきました。食生活も肉や動物性食品が多く含まれ、タンパク質やエネルギーが高い欧米型へ急激に変化しました。このような食生活の変化は、世界的に家畜の生産量を大幅に増加させただけでなく、「肥満の蔓延」の原因にもなっています。1947年の東京の人の平均的な肉の摂取量は1日5グラムでしたが、最近のデータでは1日の肉の摂取量は約90グラムになっています。実際、1970年から2005年の間に、都内で消費される牛肉の総量は約160%（2005年には一人当たり11.5kgに相当）、豚肉は約90%（2005年には一人当たり20.1kgに相当）増加しています。

　飛鳥時代（552～645年）に日本で初めて乳製品が導入され、牧草地や牧場が全国に広がりましたが、6世紀ごろには、仏教が伝わって、いかなる生物にも危害を加えることが禁じられ、肉の消費が禁止されました。[注16]675年に敬虔な仏教徒である天武天皇が、牛肉から猿の肉に至るまで肉食を死罪としたことで、肉食は違法となったのです（魚や鹿、イノシシなどはあまり見られませんでしたが、日本人の食生活における重要性を考慮して、まだ許されていたようです）。

　平安時代（794-1185）には、天皇が出したさまざまな命令によって、肉や魚が食べられるようになりました。鎌倉時代

（1185-1333）になると、仏教の精進思想が地方にも広がりました。

　戦国時代になるとポルトガルやオランダからのキリスト教の宣教師がやって来て、ヨーロッパの習慣や風習が伝わり、徐々に肉食が普及していきました。料理の革新の中には、今日では日本の伝統的な料理の1つとされている天ぷらもあります。

　　天ぷらは400年以上前にポルトガルの宣教師によって日本に紹介されました。キリスト教によって課せられた規則によれば、キリスト教徒は「Quattro Tempora」、つまりシーズンの各開始時に3日間の肉の棄権（水曜日、金曜日、土曜日）を尊重する義務がありました。この時期、イエズス会は魚と野菜をベースにした軽い揚げ物を用意しました。日本人はこの揚げ物の技術を学び、それを自分たちのものにし、それを本物の芸術にしました。

　しかし、日本の最後の封建的政権である徳川幕府が成立すると、仏教の信仰が再確立され、5代将軍徳川綱吉公によって1687年に肉食の禁止の命令が下されました。しかし、都市の市場では、肉食禁止の厳しい勅令に反発した山間部に住む猟師たちが提供する肉が流通していました。[注17]
　2世紀にわたる鎖国の後、明治時代（1868-1912）に入ると、

日本は再び国境を開き、西洋との貿易や国際関係が強化されました。1872年、明治天皇は西洋からの賓客を感動させるために、大晦日のパーティで公の場で肉を食しました。肉料理で客をもてなしたことや、天皇自身が牛肉をこよなく愛していたことが国中に広まると、肉のタブーは消えました。

そして、明治天皇がフランス料理好きであったため西洋人をもてなすことが習慣となっていました。第二次世界大戦後、西洋料理は近代化の兆しとみなされ、その人気はますます高まり、現在のような食習慣になりました。

精進料理

日本のベジタリアンについてお話しする中で、日本のビーガン料理「精進料理」を紹介することにしました。最初にちょっとしたポイントを押さえておきたいと思います。まず、精進料理とビーガン料理、この2つの概念に共通しているのは、どちらも他の生物を殺したり傷つけたりすることを拒否しているということです。禅宗の基本的な教えの1つに「すべての生き物は悟りを開く可能性を持っている」というものがあり、そのために動物由来の製品を摂取することは禁じられています。同様に、ビーガンは、動物権利運動に焦点を当てており、中心となるメッセージも非常によく似ています。しかし、ここで類似性は終わりです。精進料理は、私たちが知っている伝統的なビーガンやベジタリアン料理と比べると、

やはりとてもユニークです。

　精進料理とは、規律に基づいて作られた少量の料理のことです。サンスクリット語の「vyria」を日本語に訳したもので、「善を養い、悪を遠ざける」という意味があり、「ryouri」は「料理」を意味します。日本に仏教が伝わったことで、人間だけでなく動物も含めたあらゆる生物の殺生を禁じる第一戒と、身体を汚さないようにしなければならないという第五戒に基づき、身体に有害とされる肉類、アルコール、薬物、煙などを一切摂取しないという新しい食生活が生まれました。ほとんどの精進料理はビーガンですが、宗派や季節、場所によっては、乳製品や卵を使う精進料理もあります。このような料理は、何世紀にもわたって仏教の僧侶たちの食スタイルでしたが、近年では、素材の新鮮さによる美味しさだけでなく、素材の色や形の調和による美しさや、健康への有益な効果もあって、世界中で人気を集め、関心を集めています。

色　：白、黒、黄、緑、赤。食事の際には、あらゆる色の食品を食べることを目標にしています。肉や魚の他に、ニンニクやタマネギなどの香りの強い野菜は含まれていません（香りが、食後の修行僧の気を紛らわせてしまうためです）。

味　：甘味、酸味、塩味、うま味、苦味。このバランスは、調味料ではなく、素材本来の味を引き立てることで実現しています。

調理法：煮る、炒める、蒸す、煮込む。さまざまな調理法によって、伝統的なルールを守るだけでなく、目を楽しませる、まさに芸術作品のような料理ができあがります。

皿　：飯椀、汁椀、野菜の小鉢、茹でたものや揚げたもの野菜の小鉢。それぞれのお皿には特定の役割が含まれています。出されたものを残さないように、お皿は詰めすぎず適度の量になっています。[注18]

　無駄を省くことは、精進料理の基本中の基本です。食材を無駄にしたり捨てたりするものは、ほとんどありません。たとえば、大豆から豆乳を作ると、「おから」という残留物が出てきます。いらないもののように思えますが、栄養価が高く、料理に使うことができます。物事を無駄にしないように消費する方法はいくらでもあります。

　また、精進料理を作るには、電子レンジなどの現代の便利なものを使わずに、すべての材料を手作業で丁寧に調理してみてください。時間をかけて皮をむき、努力とできる限りの愛情を注ぎ、心を込めて料理をすることで味わいが変わってくるでしょう。

　これは、私たちがいただく食品へのより良い理解と和解を達成するための方法です。食べることは、呼吸のように、私たちの生活に欠かせない要素です。それがなければ、私たちは死んでしまうからです。しかし、食べることは日常的な行

為であるがゆえに、当たり前になってしまい、感謝の気持ちを忘れてしまうことがあります。食べ物は、実は体だけでなく、心も養ってくれるのです。だから、食べ物を作るときも食べるときも、全力を尽くして食べ物に敬意を払い、完全なマインドフルネスになるようにしなければなりません。

日本には「精進料理」を出す店がいくつかあり、お寺でも提供しているところもあります。私は残念ながら本格的なお店に行ったことがありません。

東京にも提供している場所が多くありますが、価格が高く、実際に行ったことはありません。

精進料理は、日本文化だけでなく、マインドフルネスや瞑想に興味のある方におすすめしたい、他にはない体験です。なぜなら、食べ物や味に関する判断や予備知識を完全に捨て、「今、ここ」にいて、旬の野菜の繊細で本物の味に身を任せることだからです。私は、特に精進料理や懐石料理の場合は、お店に行く前に他のお客さんのレビューを読んで、値段やお店のイメージを膨らませることがよくあります。外国人からのコメントはほとんど否定的なものばかりで、肯定的な意見は少ないです。主な批判点は、コストパフォーマンスについてです。「素敵な皿に5000円（40ユーロ以上）を使うのはどうして？」味も「特別なものはない」。これは、食事に意識を向けず食べているため、目の前にあるものに直面して判断をすることができないためです。

しかし、偏見や判断を捨て、精進料理という食の芸術に身を任せることができれば、小さな野菜のお皿に込められた豊かさや価値を存分に感じることができるでしょう。味噌汁のうまみや豆腐の甘み、天ぷらのサクサク感や蒸し野菜の柔らかさといった味や色のハーモニーを味わいながら、これらの特別な料理を作るためのすべての仕事、献身、そして愛情を感じられると思います。

　私が初めて精進料理を食べたのは鎌倉でした。午前中、空に輝く太陽と秋の冷たい空気の中で、美しい寺院のそばを歩きました。かなり前から予約していたので、とてもワクワクして楽しみにしていました。北鎌倉駅から5分のところにある、東慶寺と浄智寺の前にあるこのレストランは、とてもエレガントなダイニングルームから、いくつかの噴水がある小さな緑豊かな葉っぱの庭を見下ろすことができます。

　私が注文したのは「桜」（4500円、約35ユーロ）です。目の前に来たとき、とてもびっくりしました。色、形のバランスが、想像していた以上に美しかったからです。旬の野菜、レンコン、きのこご飯、野菜の味噌汁、とろけるような豆腐料理、漬物、海藻などなど。日本、特に京都を訪れる人には、この精進料理を食べて、シンプルで正直な食べ物の揺るぎない美しさを発見することをおすすめします。

　一口食べるごとに、悟りへの一歩を踏み出すことができるかもしれませんよ。

懐石料理

La cucina Kaiseki

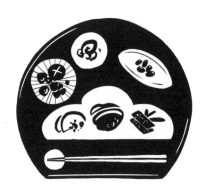

　精進料理の話をした後は、もう1つの高級日本料理である「懐石料理」の話をします。懐石の原理は精進料理と非常によく似ており、色や形の洗練された美しさ、繊細さ、鮮度、食器の調和などがあります。しかし、「精進料理」が仏教の厳格な教えに基づいて発展していったのに対し、「懐石」は茶道をきっかけに裕福な貴族の間で広まっていきました。さらに、懐石料理には動物性食品の使用制限はなく、魚、肉、卵、乳製品も含まれています。

　懐石料理は何度も食べていますが、毎回、言葉にできないような気持ちになります。知らないルールや手順がたくさんあり、何年もかけて勉強し、経験を積まなければ習得できま

せん。懐石料理には２種類あることを知ったのはつい最近の
ことで、日本に遊びに来る友人にすすめるレストランを検索
していたときに偶然発見しました。私はいつも「懐石」とい
う漢字を使っていましたが、「会席」という漢字を使ってい
るところを見つけました。前者は、16世紀に始まった茶会
の前後にお茶と一緒に食されていた「茶懐石」という言葉に
由来しています。これは、儀式で抹茶碗を飲む前に出された、
いくつかの小皿で構成された食事です。また、「懐石」とは、
仏教の僧侶が儀式の前に空腹を抑えるためにベルトに差し
込んだ石のことを指しています。 懐石のもう一つの表現は、
「会席」と書き、これは「席」を伴う社交場を意味しています。
会席は手の込んだ料理とお酒を楽しむものとして浸透してい
ます。

　この２つの料理は、発音が同じであるため現在の日本人の
間でもかなり混乱されていますが、実際には全く異なるもの
です。まず第一に、目的が違います。「会席料理」は、日本
酒をより美味しく楽しむことを目的としていますが、「懐石
料理」はお茶をより美味しく楽しむための味や体験を目指し
ています。また、もう１つの大きな違いは、ご飯と汁もの
を出す順番です。「懐石」では、ご飯と汁物が最初に出され、
「会席」では、コースの最後に出されます。

　俳句を作った人たちが作る会席は、本膳の遺志を継いで、
他の会席よりもはるかに厳しいルールで作られていました。
今ではすっかり廃れてしまい、政治的に重要な集まりなど、

特別なときやレストランでしか祝われなくなってしまいました。ここでは、懐石料理についてお話しします。懐石料理は、今日世界で人気が高まっている和食として想像される典型的なタイプだと思います。

　懐石料理は、大まかな構成でコースになっていることが多く、シェフの裁量で決められることも多いです。料理には一般的に次のものが含まれます。

先付/前菜
　通常３〜５種類の具材で、コースの最初の料理としてその後の食事の流れや季節感を決めるものになります。お酒の提供の後あたりに提供されます。

吸い物
　料理と料理の間の口直しになるような、さっぱりとした汁物です。

蓋物・碗物（汁物２品目）
　文字通り蓋のある小鉢や皿に盛られた料理のことで、一般的には汁物が多くなります。吸い物と混同しないでください。その味は、他の種類の材料で強化された、より強くて豊かなものです。

ご飯
　懐石料理には必ずといっていいほど「ご飯」が登場します。肉や魚、栗など、ご飯を引き立てる食材の組み合わせが中心

となります。

八寸

通常、1種類の寿司と、季節によって変わる食材を使った複数の小皿料理がセットになっています。たとえば、春先であれば、鯛にふきのとう、夏であれば、うなぎに芋というように。

向付/お造り

通常は八寸に続く料理ですが、季節の料理にお造りを添えるかどうかで省略されることもあります。他の刺身と同様に、魚の鮮度と自然な「きれいな味」には特に注意が払われます。そのため、調味料の使用量は非常に少ないです。

炊き合わせ

それぞれの食材を別々に調理した後、味を引き立てるために作られた調味料と一緒に煮詰めていきます。

焼物

メイン料理の一つで、旬の魚をさっぱりと焼いて提供されることが多いです。

煮物

季節の野菜を出汁で煮込んだもので、非常にあっさりとした料理です。

蒸し物

茶碗蒸しやアサリの酒蒸しなどを提供します。

水物・水菓子

最後には、水物・水菓子というデザートで締めくくります。

旬のフルーツや寒天やあんこなどの和菓子を組み合わせた物が多いです。[注19]

浅草の近くにある河童橋という商店街では、私たちが日常的に使っている食器から、テイクアウトに使われるような「プラスチック食品」まで、料理に関連するあらゆるものを扱っています。オリジナルの東洋陶磁を持ち帰りたい人には必見の場所で、値段もそれほど高くありません。私も陶器の茶托を中古と新品でいくつか購入しました。

それぞれの料理には固有の味があり、それらが一体となって独自の物語を形成しています。物語は、慎重に料理を選んで調理したシェフの手だけでなく、農家、漁師、新鮮な季節の野菜を与えてくれた土地の寛大さ、あるいは魚や果物を獲った海によって語られます。懐石料理を食べながら、これらの物語を「読む」たびに、私の心は何とも言えないエネルギーで満たされます。日本料理全般に言えることですが、私の五感を目覚めさせ、今この瞬間に五感をつなぐことができます。足はしっかりと地面についているのに、心は雲の向こう、遠くても近くの楽園に浮かんでいるような感覚です。これが悟りの味？

懐石料理の価格は5000円から4万円と幅広く、週に一度ではなく、特別なときに利用するものです。私の場合は、で

きれば3〜4ヵ月に1回は行くようにしています。

　前回は、3回目の秋の京都旅行のときでした。私は一人で夜行バスに乗り込み、そこで数ヵ月前に沖縄旅行で知り合った日本人の友人たちと再会しました。Go To Travelを利用して、夕食と懐石の朝食付きの旅館で2泊することになりました。私にとって忘れられない2日間です。温泉の熱いお湯が旅の疲れを癒し、懐石料理はユニークな体験でした。お皿の名前と説明が書いてあるお品書きをもらったので、聞いたことのないお料理や具材の名前を全部見つけて書き留めることができました。その中には、日本の木で何度も見たことがあるものの、今までその正体がわからなかった銀杏というさくらんぼのような見た目の実も含まれていました。

　銀杏は秋の木の実の一種で、落ちると非常にきつい臭いがします。それらの中には栄養素と抗酸化物質でいっぱいの食用の種子が含まれています。イチョウの木は、ジュラ紀に存在したとされる世界最古の木の1つです。また、広島原爆投下地で生き残った樹木は、実はイチョウだけだったとも言われています。中国人と日本人は、その栄養的および薬効的特性を、何世代にもわたって高く評価してきました。

　数ヵ月前に懐石料理の本を購入し、自分でいくつかの料理を作ってみました。料理人のレベルには遠く及びませんが、

このような小さくて美しい料理を作ることで、私は喜びを感じます。健康的な食生活を送り、「腹八分」の哲学に従って食事をし、日本の典型的な「おもてなし」の精神で、可能な限り温かい方法でお客様をお迎えすることができるのです。

　私が初めて作った懐石料理のレシピを以下に記しておきたいと思います。とても簡単に作れて、しかも美味しいので、いつも魚料理や定番の丼物と一緒に副菜として使っています。

茶碗蒸し

　他の卵料理とは異なり、甘くなく、出汁の典型的なうま味があります。また、ナルトやかまぼこ、しいたけ、銀杏、海老や鶏肉などの具材を卵液へ入れて一緒に蒸します。

　茶碗蒸しの起源は18世紀にさかのぼり、長崎の「七福神」と呼ばれる洋食・中華をふんだんに盛り込んだ宴会料理が起源とされています。茶碗蒸しは美味しくて万能で、最近では懐石料理に登場するだけでなく、家庭でも調理して楽しむことができます。

季節のレシピ

Ricette stagionali

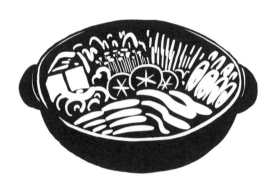

　普段、家で仕事をしているときは、ランチは近所の友達と連れだって下北沢に出かけたり、近所の新しいレストランを試したりしています。

　ただ、今日はとても寒くて雨が降っていて、たった3分でも外出して下北沢までサイクリングする気になりません。なので2人の友人を家に招待することにしました。初めて私の新しいアパートに来てくれるのでとてもワクワクしています。

　冷蔵庫にある野菜を使って、温かい鍋を作ることにしました。昨日、豆腐、鳥のひき肉、エビも買ったので、ちゃんこ鍋を作ることにしました。野菜は傷む前に使いきらないといけないので、普段は肉や魚は使わず、野菜をたっぷり使った

シンプルなベジタリアン鍋を作ることが多いのですが、友達が雨の日にせっかく来てくれるので、贅沢に作りました。鍋をはじめ、日本には、このような冬の鍋をはじめ季節に応じた食材を上手に使った、とてもヘルシーで美味しい料理がたくさんあります。ここからは多くの日本人のお気に入りのレシピを紹介します。

冬：ちゃんこ鍋

　両国に出かけると、髪をまげに結い、着物を着た厳しい目つきの力士が電車に乗車するのをよく見かけました。ある日、電車の出口近くの席に座っていると、目の前に力士が立っていました。体重150キロくらいはあったに違いありません。がっしりとした大きな体と堂々としたたたずまいにとても魅了されて、見るのをやめられませんでした。

　力士になるには、体重、献身、情熱が必要です。何よりも、たくさんの食べ物を必要とします。

　海外で想像されていることとは逆に、脂肪の層の下には、毎日の激しいトレーニングで鍛えた筋肉があります。筋肉をつくるにはタンパク質、野菜が豊富な食事をとることが必要になります。そのために力士たちに好まれているのがちゃんこ鍋です。

　ちゃんこ鍋には、野菜、炭水化物、たんぱく質、脂肪など、

さまざまな食材がバランスよく入っており、毎日の力士の食事としては理想的です。味噌、塩、豆乳などで味つけをし、いろいろな種類の野菜が美味しく食べられます。冷蔵庫に残したものも無駄なく活用することができます。

　また、ちゃんこ鍋には相撲という競技の特性上、鶏肉が多く入っているのも特徴です。それは相撲の競技が、地面に手が触れると敗北を意味するためです。なので、豚や牛のように4足歩行の動物ではなく、鶏のように常に2本の足で立つもので縁起を担ぐのだそうです。

　日本には、全国各地にちゃんこ鍋を提供するレストランがありますが、この料理を提供する最高のレストランが多いのはやはり両国エリアだと思います。たとえば、1937年に東京の両国地区にオープンした「ちゃんこ川崎」はとても人気があり、近くに相撲部屋がたくさんあります。

　ここまででわかるように私は、日ごろ肉はあまり食べません。ただ、ちゃんこ鍋を作るときは、その週に失われたエネルギーを蓄えたい、友達を驚かせたいという思いで、多くの具材を使って作るようにしています。

　普段、私は正確なレシピに従うことはありません。それは冷蔵庫にある材料と、スーパーマーケットで購入したもので作るため時と場合によって異なるためです。その時々の素材でいろいろな味わいになるのもちゃんこ鍋の楽しみです。

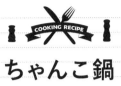

ちゃんこ鍋

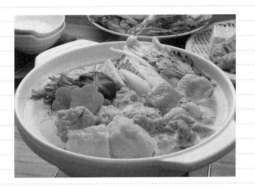

―――――― ［材料］ ――――――

【具材】
白菜…1/4株（300g）
豆腐…200g
油揚げ…2枚
ごぼう…1/2本（60ｇ）
大根…80ｇ
にんじん…1本
しいたけ…6枚
にら…1/2束

【鶏団子】
鶏ひき肉…300ｇ
ねぎ（みじん切り）…1/2本分
すりおろし生姜…大さじ1
卵（Mサイズ）…1個
しょうゆ…小さじ2

【エビ団子】
エビ（すり身）…200ｇ
片栗粉…大さじ1
卵…1/2個
しょうゆ…小さじ1

【スープ】
お湯…1000ml
しょうゆ…大さじ3
みりん…大さじ3
ショウガ（せん切り）…1片
白すりごま…大さじ1
ごま油…小さじ2
すりおろしニンニク…小さじ1
昆布…ひとかけら

COOKING RECIPE

──────────── [作り方] ────────────

❶【具材】を一口大に、食べやすい大きさに切ります。

❷ 昆布を水にひたし10分程度置いておきます。

❸ そのまま中火にかけ沸騰直前で昆布を引き上げます。

❹【鶏団子】粘り気が出るまで鶏ひき肉を混ぜ、その後具材を入れ全
　体が混ざり合うまで混ぜます。

❺【エビ団子】エビのすり身と具材を合わせ混ぜ合わせます。

❻ 一口大に切った野菜をお鍋の中に並べ一煮立ちさせます。

❼ 沸騰しているところにスプーンなどで一口大にした鶏団子とエビ
　団子を入れ、中まで火を通します。

❽ 全体がしんなりと火が通ったら完成。

春：イチゴ大福

　春になると、日本では梅、桃、そして桜の花が咲き、街が
ピンクで彩られます。地域によって異なりますが（開花時期
と期間は気候によって異なります）、その間人々はお花見な
どで花を楽しみます。春は、冬から春への季節の変化だけ
でなく、すべての公的な期間の区切りを示します（日本では、
学校と仕事はヨーロッパのように9月ではなく、4月に始ま
ります）。これが、4月頃に開花する木々が、新しい季節の
新鮮な息吹とみなされる理由です。

　日本では春の人気アクティビティに「イチゴ狩り」もありま
すが、これはイタリアでは見たことがありません。さまざま
な種類のイチゴが栽培されている特別な温室に行き、設定さ
れた価格と時間内に、食べ放題のイチゴを食べて、指定のプ
ラスチックカップに収まるものを持って帰ることができます。
　1月上旬に収穫の準備が整うと、多くの家族がイチゴ農園
に集まり、山岳地帯の人気の収穫スポットに足を運び、季節
の甘い赤い果実を楽しみます。

　イチゴは平安時代（794－1185）にすでに存在したという
証拠がありますが、日本でよく消費されるようになったのは
最近のことです。
　990年代から1000年代初頭にかけて書かれた清少納言の

『枕草子』には、平安時代の宮廷で認められた甘いお菓子として、野生の小さなイチゴが記載されています。

今日私たちが知っているイチゴの種類である「オランダのイチゴ」は、1840年頃に最初に日本に伝来し、食べられるのではなく観賞用植物として使用されました。

イチゴ栽培は1880年頃に導入されましたが、希少で高価な商品と見なされていました。大正時代（1912－1926）を舞台にした2013年のNHKテレビシリーズ『ごちそうさん』では、主人公のメイコが神社に残されたイチゴを盗むのに苦労するシーンがあります。

温室生産が普及したのは第二次世界大戦後のことで、温室栽培のイチゴがよく食べられるようになりました。今日、日本は世界のイチゴ生産国の中で11位に位置しており、ほとんどが国内で消費されています。

日本の伝統的な料理へ参入してそれほど歴史が長くないのにもかかわらず、イチゴは伝統的な日本のお菓子の中でも重要な役割を果たしています。たとえば、あずきといちごを丸ごと詰めたやわらかい「いちご大福」。昭和（1926－1989）の初めに登場した比較的新しい和菓子ですが、人気が高まり、和菓子メーカー数社から発売されています。[注20]

私のお気に入りの日本のデザートの1つであり、また非常に簡単に作ることができるので、ここにレシピを書くことにしました。

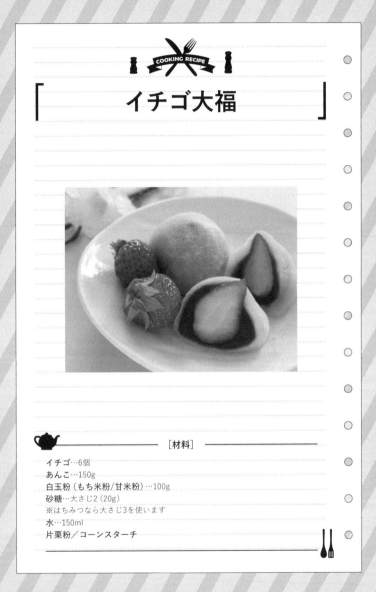

COOKING RECIPE

イチゴ大福

[材料]

イチゴ…6個
あんこ…150g
白玉粉（もち米粉/甘米粉）…100g
砂糖…大さじ2（20g）
※はちみつなら大さじ3を使います
水…150ml
片栗粉／コーンスターチ

―――――――――――― [作り方] ――――――――――――

❶ イチゴをすすぎ、乾燥させ、きれいにします。あんこを同じ大きさの6つのボールに分けます。あんこが手にくっつかないように、ラップを使ってください。

❷ イチゴの先端を上にして、あんこでイチゴを包みます。

❸ ガラスのボウルに白玉粉と砂糖（またはちみつ）を入れ、泡だて器で混ぜます。水を3回に分けてゆっくりと加え、ねっとりとしてくるまで混ぜ合わせます。ラップで覆い、電子レンジで1分間加熱します（1000w）。ボウルを取り出し、中身をよく混ぜて、電子レンジでさらに1分間加熱します。もう一度、取り出して混ぜ合わせ、電子レンジに戻し、30秒間だけ加熱します。（餅の完成）

❹ コーンスターチをふるいにかけた天板の上に、作った餅をのせます。餅がべたつかないように半分に折ってから、包丁で6等分します。

❺ コーンスターチを手に取り、各餅を平らにして3センチ程度の円形または正方形に広げます。次に、先端を下に向けて、あんこでコーティングされたイチゴを餅の上に置きます。

❻ イチゴを四方から覆うように、親指で餅をのせていきます。餅の四方が上で出会ったら、ひねって閉じます。餅を両手で持って丸い形にします。残りの餅についても同じ手順を繰り返します。

抹茶にぴったりのおやつができました！

夏:野菜たっぷりのそば

　日本の夏の食べものを考えるときに最初に頭に浮かぶのは、「ざるそば」です。ざるそばは、竹のざるの上に盛り付けられている麺で、とてもさわやかな「和風」を感じる見た目をしています。箸で麺を取り、つゆに浸してから食べます。つゆは醤油と出汁で作られ、すりおろしたわさび、大根、ねぎなどの薬味を添えることがあります。そば屋さんでそばを食べると、食後にそば湯(そばを茹でるときに使ったお湯)が出てきます。そば湯は栄養素が豊富で風味豊かです。そばをつけるのに使ったつゆソースに、好みの味になるまで注いで飲みます。

　そばは日本料理の真髄です。準備がとても簡単で迅速なので、日本人は専門のレストランでも家庭でも定期的に食べます。昔ながらのざるそばに加えて、かけそば(醤油をベースにした温かいスープに浸したそば)、天ぷらそば(エビや野菜の天ぷらを添えたそば)、きつねそば(油あげ…薄く切った豆腐を油で揚げたものを添えたそば)があります。他にも、月見そば(生卵を添えたそば)、山かけそば(またはトロロそば。すりおろした山芋…ねばねばしたイモを添えたそば)、おろしそば(すりおろした大根を添えた冷たいそば。夏にも最適)など。年越しそば(大晦日に食べるそば)は、縁起を担ぐためにそばが長細く長寿祈願になることから食べられました。年と年の区切りをつけるために年越し蕎麦は食べられ

ます。このため、そばをお椀から引き上げながら歯で切るの
は、長さや正月のつながりを「切る」ので不運だとも言われ
ています。イタリアの年末にはコテキーノ（豚肉のソーセー
ジ）にレンズ豆（お金に見立てたもの）を添えて食べるのと
ちょっと似ていますね。

　次に載せたレシピは、伝統的なものではありませんが、夏
野菜を使って夏に作る手軽なものです。

「日本の味」であるそばとゴマ、そして「地中海の味」であ
るバジルとオリーブオイルが香り豊かに口の中で広がります。
私の大のお気に入りのレシピです。

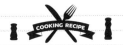

夏野菜そば

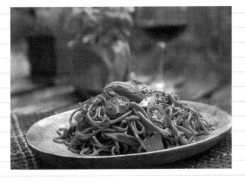

———— [材料] ————

そば…80g
きゅうり…1個
プチトマト…5個
アボカド…1/2個
バジル…1束

ツナ缶…大さじ1
オリーブオイル…大さじ1
黒ゴマ…ひとつまみ
白ゴマ…ひとつまみ

———— [作り方] ————

❶ 新鮮な野菜を洗い、適当な大きさにカットします。

❷ 中型の鍋に水を入れを沸騰するまで加熱し、塩を加えます。

❸ ボールにそばを入れます。

❹ オリーブオイル、きゅうり、トマト、バジル、アボガド、ツナを
加えて混ぜます。

❺ 最後に黒ゴマ・白ゴマを足します。

秋：栗ご飯

　栗が大好きです。甘くて濃厚な味わいだけでなく、甘い思い出を私にもたらしてくれるからです。10月末ごろ、私はいつも家族と一緒にマンツィアーナ（ローマの町）に栗を拾いに行きました。母、父、弟と一緒に、何キロもの栗を集め親戚や近所の人に配るのが習慣でした。家に帰るとすぐにオーブンに入れて焼くので、翌朝まで家中に栗の匂いが漂っていました。

　栗は、他の多くの食品のように、季節限定で1年中入手することはできない、日本で数少ないものの1つです。栗は先史時代から食べられてきました。縄文時代（紀元前1万〜200年頃）の遺跡周辺では、9000年以上前の焦げた栗が発見されています。[注21]

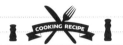

栗ご飯

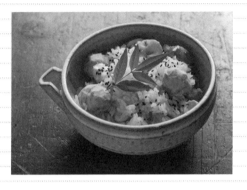

──────── [材料] ────────

米…2合　　　　　　　　　　　普通米…2合 (360ml)
栗…500g (皮をむく前に重さを量り　塩…小さじ1.5杯
ます)　　　　　　　　　　　　日本酒…大さじ1
砂糖…大さじ1／2　　　　　　　黒ゴマ…お好み

──────── [作り方] ────────

❶ ご飯をとぎ、浸水させます。
❷ 栗の水気をとり、水をはった鍋に栗と砂糖、塩を加え、沸騰させ
　ます。一煮立ちしたら、火を弱め、15〜20分間煮ます。
❸ 残りの小さじ1杯の塩と日本酒を1に入れ、かき混ぜます。
❹ 煮詰めた栗を上に置き通常のご飯の設定で炊きます。
❺ ご飯の準備ができたら、トッピングの栗を盛り付け、黒ゴマを
　ふりかけてからお召し上がりください。
　栗ご飯を作るには、普通米2合の代わりに、もち米0.5合と普通
　米1.5合を使うこともあります。このバージョンは冷たくなっ
　ても美味しいので、お弁当に最適です。

第

4

章

運動

Capitolo 4

L'esercizio fisico

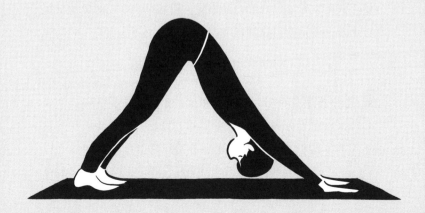

私の会社はジムを経営しているので、運動のプロフェッショナルがたくさんいます。そして、そのインストラクターのみなさんから、運動について知識と実践を通じて学んでいます。

　日本人、外国人、関係なく運動がもたらす効果はエネルギー収支のバランスを取るだけではなく、さまざまな効果が期待されます。たとえば、運動することで脳内細胞が活性化し、仕事のパフォーマンスも上がり、骨の強度にも影響を与えることがあります。骨はカルシウムを摂取するだけでは丈夫にはならず、運動などの刺激を与えることでより強い骨を作ることができるのです。

　さらに、運動し筋肉量が増えることでエネルギーを作る細胞が増えるため、体で作られるエネルギーを増やすことができます。そのため、1日に使えるエネルギーが増加し、より体力のある体を作ることができるようになります。

　運動をすることはストレスホルモンであるコルチゾールの分泌を減少させる働きもあります。運動をすることで精神疾患であるうつ病や自律神経失調症などを予防することができるのです。

　WHOで推奨されている運動量は一週間で早歩きのような少し汗ばむ程度の運動を150分間行うことが重要であるとされており、最低でも有酸素運動で10分以上を継続するとい

うことです。世界的に見ても4人に1人、約25％もの人が十分な活動量を満たしていないのです。車や電車など便利に移動することができるようになりましたが、自分の健康のためにも運動を生活に取り入れることが重要になります。

　また、運動の占める割合は消費エネルギーの5％ほどしかありません。それは基礎代謝に関わってくるからです。

　基礎代謝は健康やダイエットをするときに重要になるもので、皆さん聞いたことがあると思います。基礎代謝とは生きていくために、最低限必要なエネルギーのことを指しています。これは、寝ていても呼吸や心臓を動かしたり、生命維持につながる活動は常に継続されています。そのため生命維持に使用されるエネルギーをまとめて、基礎代謝と言います。

　基礎代謝と似ている安静時基礎代謝というものを見てみましょう。これは基礎代謝を図る際に安静時（寝ている姿勢）で計測をしているもので基礎代謝よりも10〜20％ほどエネルギー量が増加しているものです。安静時基礎代謝を臓器別に見ると骨格筋22％、脂肪組織4％、肝臓21％、脳20％、心臓9％、腎臓8％、その他16％となっています。骨格筋は一般的に筋肉と言われて想像する部分のことで、骨格筋が一番多くエネルギーを必要としています。

　また、骨格筋以外の臓器は不随運動と言って自分の意思では動かすことのできない部分で、生命活動などで使用されています。自分の意思で動かすことができないのでエネルギー

量を増やすことはできません。しかし、唯一骨格筋は不随運動ではなく、随意運動で自分の意思で動かすことができ、体を動かすことで増やすことができます。

体の基礎を作る意味で、運動をするということは重要になるのです。

タバコ

本格的に運動の話に入る前に、運動のおかげで11年間続いた喫煙という習慣を止めることができた話をしたいと思います。

初めてタバコを吸ったのは16歳のときでした。それまで、親に反抗して何かをしたいと思ったことはありませんでした。これは、発見されることへの恐怖、こっそりと何かをすることへの興奮、そしておそらく友達の前で「かっこいい」と思われたいという願望から、私はMERIT10を購入しました。当時の私は楽しんでいたのか、スリルで喫煙したのかは覚えていません。しかしこれは違法なことではありませんでした。

イタリアでは、企業が18歳未満の未成年者にタバコを販売または提供することは禁じられていますが、未成年者の喫煙は禁止されていません。イタリアでは若いときから喫煙を始めることができます。お年齢を示すために身分証明書を見せろと言われたことがある人はいません。

とにかく、私は16歳から27歳まで喫煙していました。私

は何度も禁煙を試みましたが、成功することはなく、せいぜい続くのは数週間。ストレスの多い時期には、1日に15本の「ドラム」を吸っていました（「ドラム」は手巻きたばこでイタリアでの一般的なタバコの1つ）。元恋人と別れたときは、1日に30本ものタバコを吸いました。

タバコを吸うことは好きでしたが、喫煙を許可している居酒屋では気分はいつも悪かったです。私はいつも咳が絶えず、特にストレスの多いときは、私の肌はいつも汚くて、ニキビだらけで、髪の毛や息や魂全体に煙の臭いがまとわりついていて、1分さえ走ることができなくなっていました。私は喫煙が好きでしたが、もたらす結果は嫌いでした。

運動を始め、健康的な生活を送り、健康に気をつけようとすると、2020年7月頃から日中のタバコの量が減り、タバコは自分には必要ないことに気づきました。

これは、オリンピックを見据えて、2020年4月1日から構内での喫煙を禁止する「改正健康増進法」を施行したことも背景にあります。以前は、レストラン、居酒屋、バーなど、多くの場所で喫煙することが可能でした。また、東京では、特に歩いているときは、見苦しくて失礼だと思われます。イタリアのように路上でも居酒屋でも喫煙できなくなったので、自分の喫煙依存症を再認識させられました。私は本当に喫煙エリアを探す必要があるのか？ 本当にそんなに必要か？そして、私はゆっくりと禁煙し始めました。

禁煙の結果として、何年もの間私を悩ませてきた咳はなくなり、肌がきれいになりました。サイクリングやランニングなどの運動がずっと楽になり、息切れがなくなりました。禁煙は全身に利益をもたらします。心臓循環の問題、肺の健康、皮膚、歯、頭皮の活力、骨格の強度が徐々に向上します。さらに、多数の癌や慢性肺疾患を発症するリスクは徐々に減少します。

　タバコをやめてからもうすぐ1年になります。私は自分の人生でこれまでになく、気分が良くなりました。

ストレッチ

Stretching

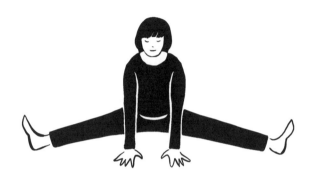

『一人、誰でもなく、そして十万人』という本のタイトルを聞いたことがありますか。おそらく、あなたが日本人であれば、ウィキペディアのページも存在しないので知らないでしょう。あなたが西洋人、特にイタリア人なら、絶対に知っていると思います。これはピランデッロという著者による最も有名な小説の1つで、イタリア人なら高校で学ぶはずの私の大好きな小説です。

　ある日、小説の主人公であるヴィタンジェロ・モスカルダが鏡を見て、鼻が少し曲がっていることに気づきます。彼はそれに初めて気がつきましたが、彼の妻は以前からそのことに気がついていました。その瞬間から、彼を狂気に導くア

イデンティティの危機を持ち始めます。彼は他の人との関係の中で徐々に変化していく異なる自己の認識を通して、自分自身をすべての人にとって唯一のものと考えることから、自分は無であると考えることへと変化していきます（十万）。このようにして現実は客観性を失い、相対主義の無限の渦の中に崩れていくのです。

さて、私が（まだ）狂っていないのは幸いですが、私も人生で一度はヴィタンジェロのように感じたことがあると認めざるを得ません。これは、数年前のある日、私の友人が隠れてムービーを撮ってくれたときのことです。画面に映る首と肩が前屈みになった自分を見て初めて自分が猫背であることに気がつきました。それまで自分が猫背であることに気づきませんでした。

私たちが受けている重力は、常に下に向いており、頭の重さが体全体にかかることで圧迫され、猫背の原因になります。そのため、長時間維持している体勢、不活発さ、重力の影響が私たちの体の形を作ります。

確かに、母は「背中を曲げて歩くと『ノートルダムの鐘』の主人公のようになってしまうよ！」ということを何度も繰り返していました。しかし、母親の話をすぐに実践する人は少ないでしょう。

私は姿勢矯正する努力はしてきませんでした。人生の中での長い時間、私の頭と首は勉強のために本の上にあり、体は

丸まっていたため、首の痛みが頻繁に出るようになり、体に悪影響をもたらすようになりました。

　そのことに気づいてから、姿勢の矯正を始めました。その当時、日本にいたため、インターネット上でいくつかのサイトを日本語で読み漁りました。そして、姿勢矯正専門のインストラクターがいる現在の会社で働き始めました。

いつでも、どこでも、だれでも。
ラジオ体操

　執筆した日は2月末の晴れた水曜日です。今週は朝食を準備する時間がないほど、忙しい週でした。そのためこの段落を書き終え、同僚といつものストレッチをしてからコンビニで買ったバナナとダークチョコレートバーにかじりつくことにしました。軽い運動と仕事の後のバナナとチョコレートは最高です！

　私の会社では毎週水曜日の9時30分から15分ほどジムのインストラクターである松尾さんの指導のもと、ストレッチを行います。エクササイズは毎回異なり、非常に楽しいものです。日頃の座りがちな生活を改善させるためのストレッチとして、その場で走ったりして体全体を使うことで筋肉を目覚めさせます。

　私たちの体は、長時間座ったままでいるようにはつくられていません。常に同じ体勢ではなく、立つ、歩くといった活

動をする必要があり、その重要性について私たちはよく知っています。また、長時間パソコンと向き合っているとだんだん首や肩甲骨、肩などの筋肉が硬くなり、首の痛み、肩甲骨周りの筋肉の疲労などに関係する、すべての症状を伴う実際の頸部障害を発症することがあり、気分に影響が出てしまいます。

　日本はサウジアラビアと並び、座って過ごす時間が1日平均7時間あるという研究結果があります。それは1日のほぼ3分の1の時間になります。日本は勤勉な国と言われているだけあると思います。

　しかし、その問題と闘うのにそれほど時間はかかりません。まず、意識をすることが重要です。長時間座ることは心身ともに悪い影響を与えるということを認識し、意識する必要があります。その後は、身体に合った椅子に座り、運動や短い散歩を適宜行うことが重要です。健康になるためには体を動かし、体型や体調不良に気を配らなければなりません。そのため、自社の社員の健康を管理するためにいくつかの企業、たとえば私の会社のように、健康経営に取り組み、健康を促進する活動を取り入れている企業もあります。

　日本で早朝に行われる運動は、長い歴史があります。毎朝6時30分に、NHKのラジオチャンネルで、ラジオ番組が放送されています。ラジオ体操（文字通り「ラジオから流れてくる手順に沿って行う体操」）は、昭和天皇の戴冠式を祝う

ために1928年に最初に導入され、今日では世界で最も長く実行されているプログラムです。米国での同様の運動に触発され、誰でもできる体操として設計されました。初めてのラジオ放送の1つで、ラジオ自体も珍しいものだったので、ラジオ体操の音楽がスピーカーから出ると、多くの人を魅了しました。[注22]

　ラジオ体操の普及を図るため、全国の郵便局職員が運動振り付けのイラストを掲載したパンフレットを配布し、各地域で研修会を開催しました。運動のラジオ放送が始まってから10年後の1938年、日本では毎年1億5700万人もの人々がラジオ体操に参加しました。

　しかし、1945年に第二次世界大戦が終結し、日本の占領政策を実施していた連合軍本部（GHQ）は、軍国主義的すぎると見なされたため、しばらくの間禁止しました。しかし、多くの日本人の主張により、1951年にプログラムが再開されました。

　ラジオ体操は、今日でも広く実践されています。私が新小岩に住んでいたとき、寮の隣にヤマト運輸のセンターがありました。早朝の外出時には、小さな集団でラジオ体操を実践しているところを見かけることもありました。実際、早朝はラジオ体操であろうとなかろうと、トレーニングやストレッチをしているのを見るのは珍しいことではありませんでした。学校でもラジオ体操は今でも多く行なわれており、日本で一

番普及している体操と言えるのではないでしょうか。

　このプログラムのエクササイズは、年齢を問わず、誰でもできる強度で、機器を必要としないため、どこでも実施することができます。座位の体勢でのプログラムもあるため、足腰の弱い方でも実施することができます。2つのセクションに分かれており、前半（第1）は体力の向上、後半（第2）は筋力の向上を目的としています。ラジオ体操をすることは、私たちの体と心を目覚めさせるのに役立ち、一日を始めるのに最適な方法です。[注23]

　個人的な経験からも、運動で1日を始めることで充電されるので、エネルギーに満ちた状態でその日をスタートできる最良の方法であると証明することができます。体を動かすと、酸素と栄養素が血液を介して心臓と肺に移動します。これにより、身体中に栄養が行き渡るため、1日中元気で活動することができるのです。[注24]

　身体活動は、いつ行うかに関係なく、集中力も向上させるということがわかっています。日中の集中力が欠ける場合は、朝のトレーニングが問題の解決策になる可能性があります。ブリティッシュジャーナルオブスポーツメディシンに掲載された2019年の研究では、朝の運動が注意力・視覚学習・意思決定を改善することがわかりました。

　この研究で参加者は、30分の朝の散歩の有無にかかわらず、

8時間座った日のサイクルを完了する必要がありました。30分ごとに3分のウォーキングの休憩も合わせて取っています。朝の運動をした日は、特に定期的な休憩と組み合わせた場合、1日を通して集中力の向上と関連していることがわかったのです。

　私は約1ヵ月間、私はほぼ毎日6時30分に起き、ラジオ体操を実施していました。実施していた期間は活力と朝活で充実した生活を送ることができました！早起きは三文の徳と言いますが、朝早く起きると、掃除、美味しい朝食、新聞を読むなど、仕事に行く前にできることがたくさんあることに気づきました。

　テレビが壊れてしまい、朝のラジオ体操はやめざるを得ませんでしたが、このページを書いた後、この素晴らしいルーチンを再開するようにテレビ購入の動機付けになったことは確かです！

　現在は、毎週水曜日の朝会で実施されるストレッチで満足しています。

　ちなみに、もうすぐ始まります。良い1日！

マインドフル・ウォーキング

Mindful walking

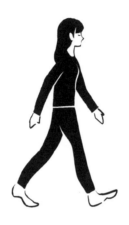

　歩くということが面倒だと考える人は多いと思います。現代はとても便利になり、基本的に電車や車などで移動することができます。しかし、それらが使えないとき、歩かなくてはなりません。私たちは毎日、駅から仕事場、犬の散歩、コンビニ、買い物など目的の場所に向かって歩いています。これらの時間のうち、あなたは意識的に歩いていることは何回ありますか？ 特にやらなければいけないことがあったり、疲れていて他の場所にいたいというようなとき、歩行は苦痛になると思います！ 私のアメリカ人の元恋人からはいつも、早歩きのニューヨーカーみたいだ、とからかわれました。それは、私の歩行速度が速いからです。私は163cm、彼

は185cmでしたが、ペースが追いつかず、スローダウンをお願いされることがありました。

　私の中に散歩という概念は存在しませんでした。歩くということは、ポイントAからポイントBまでの移動手段であり、できるだけ早く目的地に到達しようとしか考えていませんでした。いつも考え事に夢中で、周りに意識を向けることはほとんどありませんでした。私の視線は常に下を向いていたので、柱にぶつかることも少なくありませんでした（冗談ではありません）。

　お皿を洗うことに意識を向けたり、呼吸に意識を向けたり。もちろん歩くことも、意識的に行われる行動であるべきはずです。意識的に歩くと、山の中を歩くだけでなく、バス停までの散歩も楽しい時間になります。道端の落ち葉でさえも、海に沈む夕日を見るのと同じ喜びを生み出すことができます。

　そのために、まず体の感覚に注意を払う必要があります。足は何を感じているか？　足が地面に着地したとき、どのような音を立てるのか？　腕の動き方は？　呼吸は？　心拍数は？身体のすべてに意識を向けるだけで、私たちを取り巻くものにも注意を向けることができ、その瞬間の美しさに気づき、無駄なことを考えなくなります。このようにして初めて、私たちが呼吸のように行っている歩くという行為は、もっと意識的に行われるべき日常生活の重要な一部分だと気づくことができます。

瞑想の理想的な歩き方は、瞑想の伝統ごとに違っていて、独自の種類があります。たとえば、経行は、座禅と座禅の間に行われるウォーキング瞑想です。他にも、ヨガウォーク（インド）、ヴィパッサナー（東南アジアの仏教徒）、タオ（中国）などもあります。

　私の場合、テレワークをしていないときは、ウォーキング瞑想を30分ほどします。私の会社は、12万本の常緑樹林に囲まれた明治神宮から徒歩15分の場所に位置しています。いつもお昼休みに入ったら神社に向かい、鳥居の前でお辞儀をして戻ってきます（特別な機会にのみ境内に入ります）。行き帰りでちょうど30分。会社に戻ったら用意したお弁当を食べて、仕事に戻ります。

　これは1年以上前から私のルーチンです。春、夏、秋、冬。どんなときでも欠かさず行いました。夏の蝉の耳をつんざくような声、砂利をふむ足音、小道を横切るミミズ、鳥居に頭を下げる人、七五三で着物を着た子供たちの声を聞くのが大好きです。今では、遠く離れた距離からカマキリを見つけることもできるようになりました。以前は柱を避けられませんでしたが、今では広い視野を持つことができるようになりました。成長したでしょう？

　多くの研究が示しているように、マインドフル・ウォーキングの利点はたくさんあります。それは循環と血糖値を改善し、精神的および肉体的幸福、睡眠の質を改善します。また、

不安を減らし、運動を楽しいと感じさせ、うつ病を和らげます。しかし、マインドフル・ウォーキングの効果を最大限に感じたい方は、注意深く歩行を行い、少なくとも1ヵ月間、長時間行う必要があります。

　瞑想をしたことがない人には簡単ではないかもしれません。最初は効果がみえず、集中力を維持できないかもしれませんが、とにかく続けてみてください。マインドフル・ウォーキングで「今ここに」気持ちを集中させてみてください。

　私にとってマインドフル・ウォーキングは座って行う瞑想と同じように、簡単ではありませんでした。気が散り、集中力を失うことも多々ありました。数秒前までは呼吸を数えていたのに、次の瞬間にはその週に費やした金額に想いを馳せていました（常に多すぎます）。ただし、常に実践することがマインドフル・ウォーキングを身につける唯一の方法になります。私は身につけるのに約2〜3週間かかりましたが、現在、私の体の中で何が起こっているかに注意を払いながら歩くことができます。私はリラックスして散歩を楽しんでいます。

　要するに、注意深く歩くためには、機器も、沈黙も、他の人も、お金も、教師も、何も必要ありません。あなたは少しだけ努力して集中し続けるだけです！　その効果を考えると試してみる価値は充分にあると思います。

孤独感

　一般的な瞑想のように、マインドフル・ウォーキングは、深い悲しみと孤独の瞬間、特に暗闇が空と私の心の両方で光を奪っていたときに、私の大きな支えになりました。夜は自分の考え、恐れ、不安に直面する瞬間だったため、いつも夜におびえていました。私は人の中にいても孤独感を感じるような性格のため、1人でいるときはさらにその気持ちが大きくなりました。その心の痛みは肉体的な刺激のようにさえ感じるときもありました。胸が圧迫され、呼吸が浅くなり、体が重く感じました。幼少期からずっと孤独で、その倦怠感は一瞬で消えそうになるときも、全く消えることのないときもあります。しかし、心の痛みはいつも私の中に潜んでいて、私の体と心を引き裂くようでした。

　日本に引っ越したとき、私は主観的というよりは社会的な、初めて感じる孤独を経験しました。言語の壁を超えた人でも、文化や社会には理解しにくい側面がたくさんあります。私は日本に住む多くの外国人から多かれ少なかれ同じ話を聞いたことがあります。

　「孤独を感じる」「日本人との関わりが難しい」「日本人は閉鎖的で控えめ」。Welcome to Japan, my friends。皆そうだよ。

日本への移民の発展

「2019年、約293万人の外国人登録者が日本に住み、人口の約2.3％を占めています。2009年から2012年の間に、世界的な金融危機と東日本大地震により、外国人居住者の総数は約10万人減少しました。

　20世紀前半から日本に住んでいる朝鮮人の大多数を除いて、経済がより多くの労働力を必要としていた1980年代まで、他国からの人々の移民は問題になりませんでした。1990年の出入国管理及び難民認定法（以下、入管法）の改正により、いわゆる日系人が入国し、制限なく働くことができるようになりました。その後の数年間に日本に入った日系人は、主にブラジルや他の南米諸国から来ました。中国の移民も1990年代から2000年代初頭にかけて増加しました。主要国籍別の外国人居住者の内訳は、2007年に中国人移民が韓国人を追い抜いたことを示しています。ベトナムからの人々は2010年代に最も増加しました。

　人口動態の変化により、日本は多くの企業が労働力不足を報告しています。外国人労働者の一時的な移民は、女性と高齢者の労働市場への参加増加に次ぐ、この問題の可能な解決策の1つと見なされています。 日本の議会は2019年4月に入管法を改正しました。この改正により、外国人労働者は、労働力不足に苦しむ14の特定産業分野（介護、建設、農業、外食業

など）で働くことができるようになりました。外国人労働者の大多数は家族を連れてくることを許可されておらず、日本での任期が終了した後、それぞれの国に戻ることが予想されています。 2019年8月以降の人手不足による外国人労働者の増加計画に関する調査によると、日本の回答者の過半数が外国人労働者の増加を承認しました。」[注25]

日本人は「外面がいい」と言われがちですが、優しさと礼儀をわきまえているからこそ相手や周りの人に干渉しない傾向があります。たとえばプライバシー意識が強く、電車のような狭い場所でもお互いの目を合わせることはめったにありません。誰もあなたがしていることに関心を向けずにただ自分の仕事に集中しています。電車の中でエッチな雑誌を読んでいる人がいても、誰も気にしていません。電車の中や公共の場所で泣くことがあっても声をかけてもらうことは少ないでしょう。私が泣いていても誰も私を見たりせず、見ても気づかないふりをしていました。イタリアではこのような場面に遭遇したら親切な言葉をかけ助けようとするでしょう。日本がひきこもり、高い自殺率、孤独死などの社会問題に直面していることは驚くに値しません。

日本ではこのような精神的な距離感だけでなく、身体的にも距離を縮めようとしません。日本の挨拶はお辞儀で、握手やハグ、キスなどはせず、ほとんど接触しません。友達同士

も同様です。顔を合わせて「ひさしぶり！」と叫ぶ女の子たちをよく見かけます。これはお互いに会うことが嬉しいことを表現していますが、ハグはしません。そして、ハグするときは、単に腕を相手の背中に近づけ、背中を数回叩くだけです。胸が互いに圧迫されるくらい、きつく抱きしめ合うことはありません。

　ハグはストレス解消の効果があります。ハグによって、気分が良くなるホルモンのオキシトシンが増加し、セロトニンとドーパミンも放出され、睡眠、記憶、感情的な幸福などの多くの身体機能の調節をする神経伝達物質が放出されるのです。

　ですから、人と人との距離がお互いに近い文化の中で生きてきた人にとって、日本での人とのコミュニケーションがどれほど難しいかを想像することができると思います。イタリアではチークキスやハグがとても大切です。実際、私たちイタリア人は非常に「ボディータッチが多い」と世界中で知られています。私たちは自分の体を使って、腕を動かし、手や身を振り、友情のしるしとして肩に触れ、叩き、ハイタッチし、キスし、抱きしめながら自分自身の想いを表現します。

　おそらくこれが、新型コロナウイルスの広がり方がイタリアと日本で非常に異なっている理由です。記録を保持している日本だけでなく、イタリアも世界で最も高齢者人口の多い国のトップ5に入っています。しかし、人口7000万人のイタリアでは9万6000人が亡くなりましたが、1億2600万人の日本では7000人しか亡くなっていません（2021年2月現在）。これは私の仮定にすぎません。このように見たのは私だけではありませんが、私の仮定を裏付ける科学的な情報源はありません。確かに、遺伝学、システムの健全性など、考慮すべき他の要因があります。使用した薬、イタリアではタンポンの使用量が多いこと。それに、昔からですが、日本ではコロナウイルスが広まる前から人との接触が非常に限られていたという事実は、多くの人に共通している考えです。

　日本に住んで数年ですが、私も少し日本人になってきていると思います。数ヵ月前、コロナウイルスの状況が一瞬落ち着いたとき、三軒茶屋のいつものDJバーで友人のベンベンに会いました。いつものように友人はチークキスで挨拶してくれましたが、意外なことに私は頬を赤らめ、声をつまらせ、心臓がドキドキするのを感じました。その友人に何かを感じたわけではありませんが、欧米人のようにした挨拶は記憶にないほど前だったために普段の日本人の生活に慣れてしまっ

ていたのです。久しぶりの欧米人の挨拶に、人間の温もりを感じ、生き生きとした気持ちを思い出しました。

　私がこのようなマインドフルウォーキングを始めてから、一人時間の捉え方が変わりました。ジマーマンは、ネガティブとポジティブの二つのタイプに孤独を区別します。ネガティブなタイプの孤独は、個人的な感情によるもので、他人との接触が少ないか、不快な関係性が主な要因です。これは、孤独に関する理論や研究で今日使用されている基本的な孤独の考え方です。一方でポジティブなタイプの孤独は、日常の煩わしさからの自発的な撤退などの状況に関連しており、熟考、瞑想、神とのコミュニケーションなど、より高い目標に向けられています。

　私はあえて孤独になろうと引きこもり始めました。一人でいることを恐れて他人と表面的な関係を築く代わりに、一人で過ごす時間を大切にすることにしたのです。するとだんだんと自分の会社に感謝し、一人でいることはもはや苦痛ではなくなりました。あなたの頭から恐怖も不安なくなれば、「一人ぼっち」も恐くなくなります。

　次第に、私は孤独を自分自身を知るためのチャンスだと考えるようになりました。自分が何が好きで何が嫌いか、自分の人生に何を求めていて何を求めていないかを知り、自分の生きがいとは何かを考え、新しい趣味を試し、自分自身を大切にすることができたのです。

そして、初めて一人暮らしを始める決意をしました。失敗するだろうと思っていましたが、それでも自分自身を試してみたかったのです。今も同じアパートに住んでいますが、ここでの生活を変えたくないほどです！ 自分でできること、やりたいことがたくさんあることに気づきました。私にはルーチンがあり、それなしではもう生きていけないくらいです。

　今でも孤独に逆戻りすることがあるのは事実です。しかし、それを恥ずかしがったり、自分を責める必要はないと考えています。人間は社会的な動物であり、もともと他者との接触を好む傾向があります。それは自分のアイデンティティを定義するために不可欠なのです。ですから、たまに寂しさを感じるからといって、自分は弱い、自分の気持ちの持ち方がわからないと思う必要はありません。たとえば、2020年のクリスマスは私にとって試練でした。日本のクリスマスは、国民の祝日ではなく、パートナーや友人と過ごすバレンタインデーのようなものなので、欧米人にとって日本でクリスマスを過ごすことは、正直言ってかなり寂しいものです。12月24日、私は夜遅くまで働き、クリスマスイブを1人で過ごしました。新型コロナウイルスのせいで2年近く会っていない家族のことを思い出し憂鬱な気分でした。

　もちろんイタリアへ帰国したい気持ちはありました。しかし、日本政府による規制で2020年4月3日以降はコロナウ

イルス感染拡大防止のため、渡航が禁止された地域への出発希望者はいつ入国許可をもらえるのかわからない状況となり、そんな希望は湧いてきませんでした。

再入国が許可されるのは、有効な長期的地位を有する外国人居住者、永住者とその配偶者、および4月より前に日本を離れた日本人の配偶者とされています。

就労ビザやその他のビザステータスを持つ外国人居住者にとって、状況は厳しいように見えます。多くの方が何ヵ月も日本に帰ることができず、身動きが取れなくなっているのも事実です。[注26]

このまま惨めな夜を過ごしたくなかったので、じっくりと瞑想しながら散歩することにしました。私はしばらくの間、自分が感じていることや周りにあるものに集中して散策してみました。自分の好きな食べ物（ケンタッキーのチキンではありません）を買い、帰宅してあるがままに寂しさを受け入れ、来年は家族と一緒にいたいと願い、母のレシピで作ったラングスティーヌのクリームリゾットを食べました。

まめ知識！　クリスマスイブの間、イタリア人は肉を食べません。12月24日の夜は魚料理の勝利です。肉を控えることでイエスの誕生への敬意を表現できると言われています（イースターでは、彼の死のために）。実際には聖書にはクリスマスについて何も書かれていませんが、イタリア人はそう信じています。

去年のクリスマスから信じられないほど私の生活が変わりました。去年は元恋人と過ごしましたが、皮肉なことにあの日ほど孤独を感じたことはありませんでした。それは、誰かと一緒にいても、自分の存在感がなく、脳が他のことを考えたり、気が散ったりして、近くにある美しさに気づかなかったからです。今年は逆に1人で過ごしイタリアに行けない寂しさはありましたが、少なくとも自分自身と一緒にいると感じました。

　孤独感を克服し、これまでにない達成感を感じました。孤独というドアノブを回して、新しい世界に一歩踏み出したのです。扉を開き孤独によって成長できたように感じます。孤独は必ずしも地平線上にポツンと浮かぶ島ではなく、ときには新しい可能性を秘めた大海原に向かうための船にもなるのです。

自転車

La bicicletta

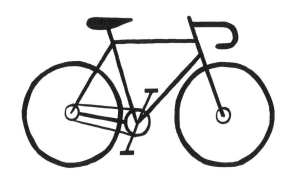

　みなさん、サイクリングの効果を知っていますか？

　さまざまな研究で、サイクリングと運動および健康の改善との間の関係がわかっています。心肺を強化した持久力、筋肉の健康、体組成、認知機能の低下と転倒の予防、およびすべての原因による亡率、心血管疾患（CVD）、および糖尿病、特定の種類の癌を含むその他の慢性的な非感染性疾患減少、高血圧、骨および関節の疾患、および精神障害の効果などが挙げられます。

　サイクリングは有酸素運動なので、体重を減らしたい人に適しています。消費カロリーは、ペダルを漕ぐ量とその方法によって異なりますが、良いペースで漕ぐと、１時間あたり

約500カロリーを消費できます。サイクリングは、ふくらはぎ、臀部、腰部などの下半身を、太くなりすぎずにきれいに整えることができます。さらに、正しい姿勢を保ちながら背中の筋肉や骨を強化することで、背中にもメリットがあります。

　また、自転車は心血管疾患の予防に役立ち、高齢者の悪化を防ぎます。心筋はより強くなり、疲労に抵抗することができます。定期的な低強度の好気性活動により、血糖値、コレステロール、血中トリグリセリドのレベルを制御でき、高血圧、虚血性心血管疾患、糖尿病、肥満などの疾患の予防と管理に効果があると証明されています。

　サイクリングは、心臓だけでなく、肺の換気や多数の筋肉群も徐々に強化します。使用される筋肉では、血管分布が増加し、血液から酸素を抽出して炭水化物を使用する能力が向上します。

　また、サイクリングはストレスを軽減し、うつ病を軽減することが知られています。すべてのスポーツと同様に、サイクリングはエンドルフィンの生成を刺激します。エンドルフィンは、倦怠感や痛みを軽減し、気分に良い影響を与えるホルモンです。また、自転車に乗ると元気が出て、疲れやストレスを解消してくれます！　ハーバード大学医学部の精神科医であるジョン・レイティは、著書『Spark: The Revolutionary New Science of Exercise and the Brain』の中で、1年の「サイクロセラピー」の後に重度のうつ病を大幅に改善

した患者について語っています。脳を研究することで、ストレスを減らし、うつ病を減らすというサイクリングの効果が科学的に解明されているのです。[注27]

私の体験

前述の通り、東京で一番好きな場所である下北沢の近くに引っ越す前は、東京の東、千葉に近い新小岩の寮に住んでいました。理由はよくわかりませんが、新小岩に住んでいると言うと日本人に驚かれました。新小岩が少し郊外、いわゆる下町にあるせいか、危険な場所と見られているせいかもしれません。

わたしは新小岩が大好きでした。安く小さな居酒屋やレストランがたくさんありました。それから寮に住んでいたので、友達にいつも囲まれていました。唯一嫌いだったのは、いつも人で溢れかえっている、私が地獄の黄色い線と呼んでいる総武線だけでした。総武線には乗客を電車に押し込む駅員がいます。新小岩もたまにそういう光景が見られます。私の会社は千駄ヶ谷にあり、電車で約30分ほどの距離です。乗り換えの必要がなかったので悪くはなかったし、秋葉原以降は乗車客が減り、運が良ければ座ることもできました。でも秋葉原まではオリの中に閉じ込められた動物のように感じました。人に押しつぶされて呼吸がうまくできなかったので、何

度か反射的に前の駅で降りてしまうことがありました。

　新しいアパートは職場からちょうど6キロ離れており、グーグルマップによると歩行で1時間17分ほどの距離であるため、自転車で30分程度だと自転車通勤ができると思いました。日本に来てから初めて、青いママチャリを2万5000円で購入しました。

　初めての自転車通勤は本当に大変でした。世田谷を知っている方はわかると思いますが、丘陵地帯、起伏、迷路のようで、もともと方向感覚が鈍い私は通勤に1時間以上もかかってしまいました。そして、それだけで体力を使い果たしました。翌日は電車に乗りました。再チャレンジの2回目は、1時間で到着、そしてついにGPSさえ必要なくなりました。9月になり、暑さが落ち着き、秋を感じながら、街路樹の葉が色づくのを楽しみました。

　東京には自転車専用のレーンがあるわけではありませんが、比較的安全です。オランダでは自転車に乗る人の数がとても多いのですが、2018年の国際交通フォーラムの文書によると、2011年から2015年の間に自転車で死亡したサイクリストの数は10億キロメートルあたり約0.8人でした。同様に、米国（2009年）では約5.3人、日本（2011～2015年）では約2.3人になります。このデータだけだと日本のサイクリストのリスクは低いとは言い切れませんが、日本の都市にはこの2つの国々よりもサイクリングのために整備された道路や施設が明らかに少ないこともわかっています。[注28]

では、質の高いインフラが不足しているにもかかわらず、東京がサイクリストにとって安全な都市であるというのは、どうしてでしょうか。ブロガーのバイロン・キッド（別名東京バイバイク）は、彼の記事「日本を偉大なサイクリング国家にする理由」の中で、日本人の「ガマン精神」、つまり忍耐強い傾向にあると説明しています。人口密度の高い1300万人が生活する都市では、みんながより良い生活を送れるように、小さいことは気にしないようにしているのかもしれません。[注29]

　私は自転車に乗るとき、安全運転を心がけていますが、危険を感じることはあまりありません。道路はよく舗装されており、デコボコしていないので、安全に走行することができます。

　一方、イタリア全土で自転車の使用は増加していますが、ローマの自転車保有率はは最下位です。自転車が最も多い都市であるミラノでさえ、住民の６％ほどしか自転車を持っていません。[注30]

　ローマでのサイクリングは本当の賭けです。生きて家に帰れるかどうかはわかりません。何度か行きましたが安全に帰ってこれたのは、私の努力の成果です。ローマのドライバーは、本当に短気なのです！　彼らはクラクションであな

たを叱りつけ、怒号を上げます。穴の開いた道路はそこら中にあります！ ある日、オスティア（ローマにある町）でサイクリングをしていると、深い穴にハマってしまい、脚全体の皮が剥がれたこともあります。実家の小さな村でさえ、自転車で移動することはほとんどありませんでした。通りは狭く、車が通過するたびに立ち止まらなければならず、羊飼いの犬が追いかけてきます。危険を避けるためにも自転車に乗ることはほとんどなかったのです。

　日本学の修士号を取得するためにオランダのライデンに引っ越し、180度違う環境に自分がいることに気がつきました。そこでは、サイクリングは生活の一部になっています。オランダ人は歩くことよりも自転車の乗り方を先に習得するというくらいです。ほとんどの道路には、自転車用の信号機、橋、ラウンドアバウトがある、別々の自転車専用レーン（オランダ語で「Fietspad」）があります。また、どの道路もすべて平坦です。要するに、本当の自転車の楽園なのです！だから、自転車にも慣れて、もう怖くなくなりました。

　愛用中のママチャリを下北沢で買った翌日には出勤することにしました。

　自転車で通勤することで、私の生活の質が明らかに向上しました。第一に、それは毎日の運動方法であり、脂肪とカロリーを燃焼させるので、仕事に着いたときに、美味しい朝食を食べたり、外出する前に食べた朝食を消費したりすることができます。遅く起きてストレッチする時間がなくても、少

しの動きで1日を始めることができ、元気いっぱいです。

　また、ラッシュアワーに電車に乗る必要がなくなったので、より落ち着いて1日を始めることができます。

　また、1人で、または友達と自転車で東京を探索する習慣がつきました。昨日は東京の幡ヶ谷にいました。とても素敵でカラフルな小さな地区で、レストランやカフェ、そしていくつかの商店街（典型的な日本の商店街）がたくさんあります。東京を訪れるなら、たくさんのカフェで美味しいカプチーノを飲みながらリラックスした1日を過ごしたり、静かな散歩をしたりして混雑した観光地から少し離れてみるのもいいです。自転車って最高！

ZERO GYMと睡眠

Zero Gym e il sonno

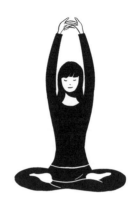

　初めて日本に来る人にとって最も面白いことの1つは、眠っている日本人を、電車の中、カフェ、ベンチなど、どこでも見られることです。オフィスで、学校で。昼休みの私のオフィスでは眠っている人々の体が机の上に横たわっており、まるで事件現場のように見えます。

　日本に住むすべての外国人は、「駅に到着したときに目を覚ますことができる」という日本人の特別な力に驚かされます。日本人は素晴らしい体内時計を持っています。しかし、私にとっては、電車の中で眠りにつくと、終点に到着してしまう危険があります。先週、小田急で下北沢に行く代わりに、小田原にたどり着いてしまいました！ 脳に目覚まし時計が

あるかのように目を覚ます日本人のスキルがうらやましいのです。

　日本人がどこでも眠りにつくことができるというこの素敵な習慣は、国の犯罪レベルが低いことの現れです（ローマの路上で眠りにつくと、下着が盗まれたことで目覚めます）。一方、それは彼らが十分に眠っていないこと、疲れている人の多さを示しています。OECDの統計によると、2019年のジェンダーデータポータルでは、日本人は世界で最も睡眠が少なく、 1日平均442分（約7.3時間）であることが明らかになっています。イタリアでは、他のヨーロッパ諸国と同様に、平均が非常に高く、 1日あたり513分の睡眠（ほぼ9時間）を取っているというデータがあります。

　その理由は、長時間の労働に関係しています。実際、日本人は強い労働倫理を持っており、月に80時間の残業をしていたりと、長時間働いていることは世界中でよく知られています。日本の文化には、過労死という言葉もあります。過労死は、働きすぎで命を落とすことです。原因は主に、過度の倦怠感やストレスによる心臓発作や脳卒中、そして自殺です。

　では、不眠症に悩まされてきた私が、睡眠不足の国・日本に到着した後、どうやってこの問題を完全に解決したのでしょうか。

　高校時代、16歳のとき、私は不眠のピークに達しました。私は、脳を「オフにする」ことができずに、目を覚ましたまま夜を過ごしました。私たちはみんな、脳を休めることがで

きない夜があると思います。不安で落ち着かず、未解決の問題、過去や未来についての考えが頭の中をぐるぐる回り、眠れなくなるのです。そして、私たちが思考の海に溺れている間、ベッドサイドテーブルで目覚まし時計は針を動かし続けます。今は午前2時、3時、4時、というように、その進みは私たちの不安をかきたてます。ほとんど毎日、私はそんな夜をすごしました。医者に出してもらった薬でさえ効かなくなりました。母は子供の私に薬を飲ませたくなかったので、私はバレリアンやメラトニンのサプリ、または重すぎない薬を服用しました。時々、必死になった私は、私たちと一緒に住んでいる病気の祖母の薬を盗んだりしました。

　大学に入学した後も不眠症は続きました。未来と過去についての不安な考えと、「私は十分ではない、もっとやらなければならない」という考え、孤独を感じる夜が私を悩ませました。

　日本に引っ越すと、状況は少し改善し始めました。大山の寮の部屋にはマットレスのない木製のベッドしかなく、学生でお金もあまりないので、ドン・キホーテで一番安い布団だけを買いました。床で寝ることはありませんでしたが、木造だし枕が硬かったため、うつ伏せで寝ることで、もっとリラックスでき、早く眠れるようになりました。数週間のうちに、私はそれに慣れ、私のベッドが快適になりました。

　私はとても寒がりで、ほんの少しの隙間風でも私は目を覚

ましてしまいます。日本ではほとんどの家にセントラルヒーティングはありません。集中型ラジエーターを備えていない日本のアパートは、多くの場合、電気ヒーターまたは温冷エアコン（エアコン）によって、部屋全体に熱を吹き付けたり、冷やしたりします。このタイプの暖房の問題は、空気が乾燥することです。実際、一晩中放置すると、喉、鼻、皮膚、目が乾燥しすぎて、よく眠れなくなります。

　防寒のために、私はいつも頭と足を温かく保つように言われてきました。なぜなら、足と頭が温かいと、全身が温まるからです。しかし、日本の人々は違った考え方をしています。彼らにとって、温かく保つ必要がある体の最も重要な部分は、特に夜や消化しているときのお腹です。冬でも寒さを感じずに女の子がとても短いスカートをはいていることに気づいたことがありますか？（日本に来るか、アニメで）これはお腹を温めることで体全体が温かくなるため、スカートが短くても平気なのです。

　私も、「腹巻き」を購入し、お腹を温めることにしました。腹巻きは日本の伝統的な下着で、冬には暖かく包み込むウールのラップのようなもので、それを腰に巻いてお腹を温かく保ちます。これは映画『男はつらいよ』で知られる「寅さん」のイメージが強いからかもしれません（彼はいつも腹巻きをしています）。

　私は腹巻きをしてから、風邪を引かなくなり、お腹が温か

いので眠りやすくなりました。ユニクロで購入したものがいくつかあり、寝るときだけでなく、寒い冬の家を出るときにも使います。

ZERO GYM

確かに腹巻きを巻くことで睡眠の質を改善できましたが、セラピストとのセッション、瞑想、適切な栄養、運動を通して精神的に成長できたことがより良い眠りにつながりました。

しかし、最後にもう一つ紹介したい「Icing on the cake（一層花を添えるもの）」があります。それは、ZERO GYMで受けるレッスンです。

ZERO GYMは千駄ヶ谷のビルの8階にあるトレーニングジムで、大きな窓から街の明かりと東京2020オリンピックに向けて建設されたオリンピックスタジアムを一望できます。夕方に行くと、いつも、新宿の街並みが何千もの光に照らされている景色を眺めることができます。フロアにはフレッシュな香り（ときにはフルーツの香り）が漂い、雰囲気を明るくリラックスさせるキャンドルもあります。

毎週金曜日の夕方、私はレッスンに参加しています。ZERO GYMが提供する、スパルタン（非常に激しい有酸素運動のレッスン）やヨガも好きですが、瞑想のプログラムが一番のお気に入りです。レッスンが始まるとすぐに先生は電

気を消し、私にとって「心と体の回復」である瞑想の時間が始まります——その週の終わりに自分を再生させるような時間です。

プログラムは4つのパートに分かれています。

❶ ストレッチによって、体のこわばりをほぐす
❷ 自重トレーニングによって、血流を良くし、老廃物を流す
❸ 瞑想・マインドフルネスによって、脳のプレッシャーを緩める
❹ 脱力によって、体と脳の疲れを抜き、0（ZERO）にする

最初のパートは私にとって少し難易度が高いです。私はこれまであまり柔軟な体ではなかったので（たとえば、つま先に指先で触れることができません）、最も苦戦するパートです。自重トレーニングの部分では、自分の体の重みを使ってエクササイズをします（ヨガに少し似ています）。これは、私が最も汗をかくパートです。その後、瞑想があり、そこで先生は呼吸法の指導とカウントで私たちを呼吸に集中させてくれます。最後のパートは、体と脳を完全に「シャットダウン」するため、「ゼロ」と呼ばれます。先生は電気を消し、枕と毛布を渡してくれます。目を閉じて、音律の美しい歌のようなやさしい先生の声に身を任せます。私は今まで何度も

レッスン中に、眠りに落ち、他の参加者のいびきのせいで目覚めたことがあります。

　この種のエクササイズを1人で、または会社のジムで始めて以来、睡眠は劇的に向上しました。第1に、すんなりと眠りに落ちるようになりました。以前は眠りにつくのに1時間以上かかっていましたが、今はベッドに10分も横になれば眠りにつくことができます。それはただの倦怠感によるものではなく、肉体的にも精神的にも平和で幸福な感覚です。

　早く眠りにつくので、睡眠時間は長くなりました。以前の私はいつも夜に約5時間から6時間、ときには全く眠らないこともありましたが、今ではほぼ毎日約7時間は眠っています。そのことによって、私はエネルギッシュに1日をスタートすることができるようになりました。

　睡眠の量だけでなく、質も向上しました。ご存じのとおり、睡眠には4つのフェーズがあります。3つのNREMフェーズと1つのREMフェーズです。それらは非常に浅く始まり（フェーズ1）、深い睡眠（REMフェーズ）に進みます。睡眠サイクルの終わり（1日7〜8時間）に、人はREMフェーズからそれほど深くないフェーズに移行し、最終的にはより浅い睡眠フェーズに戻ります。その後、サイクル全体が最初からやり直します。

　以前は睡眠がいつも浅かったのですが、今ではようやくレム睡眠に入ることができます。これを知っているのは、浅い

眠りのときは自分の周りで何が起こっているのかをよく知っていて、ほとんど目が覚めていて、脳が非常に活発で、時々眠りたくないからです。今、ようやく深い眠りにつくことができています。

　睡眠の質を改善することは、おそらく昨年日本で達成した中で最も重要なマイルストーンであり、究極の結果でした。それは私のすべてが繋がっていることを気づかせました。良い栄養、運動、瞑想が、睡眠の質の改善へ——そして逆に、良質な睡眠は、無限の好循環の中で他のすべての段階を改善するのに役立ちます。

山登り

Camminare in montagna

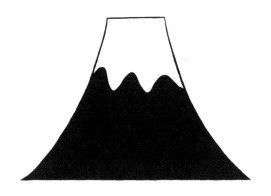

　日本人は海、川、湖、平野、樹木、森、山などの自然環境と非常に特別な関係を持っています。6世紀に仏教が伝来する前から、日本には神道という「宗教」が存在していました（神道は仏教などの"正式な"宗教とは異なる、伝統的な民間信仰であり、一種のアニミズムです）。神道では、あらゆる物事、特に木、川、湖、石などの自然や動物などに神が宿っていると考えます。「すべてのものが神になりうる」と信じているのです。

　日本人に「神道家ですか？」と聞いても意味がありません。なぜなら、それは「日本人かどうか」を尋ねるようなものだからです。日本人が意識していなくても、神道は日本のアイ

デンティティから切り離せないものです。また日本では、神道は実際の「宗教」とは見なされていません。実際、仏教徒でありながら、試験に合格するために神社に行き、神道家のように絵馬を書いて祈願する、といったことも奇妙なことではありません。神道では、神聖さ、自然、日本人のアイデンティティは同じものです。

このような日本の宗教的風習において、国の約67％を占める森と山は非常に重要な価値を持っています。日本では、古代から空間を明確に切り分けて考えてきました（これは「田」であり、これは「家」であるといったように）。人間によって建てられ、知りつくされ、支配され、安全な村とは対照的に、森と山は野生、未知、神と見なされるすべてのものの一部になります。「造られたものと野生のもの、秩序と無秩序なもの、自然を支配する人間の王国、そして人間が干渉しない自然の王国」があるのです。[注31]

つまり、人間によって建設されたものや栽培されたもので構成された世界が人間と結びついているのに対して、その対極にある野生の世界は、人間ではないものと結びついているのです。山や森は、人間ではないもの、つまり神々や精霊、死者の領域です。

先祖を供養し、死者の魂を迎え入れる仏教の年中行事「お盆」では、山頂から村へ続く道に火が灯され、山の中にいる

死者の魂を、村にいる家族のもとへと導きます。

　このように、「山」という言葉は死のイメージと結びついていることが多く、棺桶は「山桶（やまおけ）」、葬儀のために地面を掘るのは「山仕事（やましごと）」、埋葬場所を決めるのは「山決め（やまきめ）」と呼ばれています。葬儀の行列が始まると、先頭の人は「山行き（＝山に登ろう）」と声を張り上げます。奄美大島や沖縄では、故人の遺体を「御生山」と呼ばれる森に運びます。[注32]

　一方、毎年何十人もの人が自殺する青木ヶ原樹海は、自殺の森としても知られています。300年以上前の糸杉や低木で覆われているため、容易にアクセスできない、危険な場所であり、迷子になりやすい場所です。「呪われた森」とされ、敏感で傷つきやすい人、病気の人、深刻な問題を抱える人などの魂を引き寄せ、生きることの苦しみを終わらせるために自殺させると信じられています。

　要するに、山や森は、神々や精霊、死者の領域である「異空間」であり、「森閑とした空間」＝「沈黙と孤独の空間」であり、「森厳な空間」＝「畏敬の念を起こさせる厳粛な空間」でもあります。日本では、異文化における宗教的伝統と同様に、山や森は空間と時間における不変性の象徴であり、ときに神秘的な体験を引き起こす異空間として捉えられています。

私の最初の経験

『となりのトトロ』や『もののけ姫』などのスタジオジブリ
映画や『犬夜叉』などのアニメを見て育った子供の頃の私の
想像では、これらの場所には常に、動物の神々や不思議な霊、
突然変異した生き物、いたずら好きな精霊など、日本の民間
伝承的な生き物が住んでいました。

　大学で日本の宗教や民間伝承に関するいくつかの講義を受
けた後、こういった神秘的な場所への興味がますます強まり、
日本に到着するとすぐにそれらを訪れてみることにしました。

　私が初めて日本の自然と触れ合ったのは、高尾山でした。
景色や植物の美しさとは裏腹に、私の体験はとても残念なも
のでした。私が行ったのは11月のハイシーズンで、紅葉に
包まれた景色を求めて、大量の観光客が押し寄せていたため
です。

　2回目は富士山でした。富士山は3776メートルと日本一
高い山であるだけでなく、日本の象徴でもあります。 Goog
le検索エンジンの画像欄で、「Giappone」「Japan」「Japon」
「日本」などの言葉で検索してみてください。必ず最初の検
索結果の中に、「雪に覆われた富士山」のイメージが出てき
ます。これは、富士山が単なる山ではなく、民間伝承、文学、
詩、政治、歴史など、日本文化の中に遍在する「文化的主
題」であるためです。富士山はまさに日本の象徴であり、日

本人が自分たちの文化的アイデンティティを求める際に参照する、日本の本質であるといえます。そこで、私は富士山を登ることに決めました。日本の本質に触れたかったのです。

それは私の人生で最も疲れた経験の一つでした。私は夜の11時に、同じルートに挑戦する人たちの後を追って登り始めました。7月の最終日で、その日はとても暑かったのですが、頂上は寒いだろうと思っていたので、ノースフェイスのジャケットを着ていきました。頭にはヘッドランプをつけ、バナナ、チョコレートバー、飲料水を持っていきました。しかし、道のりの4分の1のところで、すでに水も食料も尽きてしまい、登山客が休憩したり夜を明かしたりするための休憩所で、非常に高価な水やスナックを買わざるを得ませんでした。現金は数千円しか持ってきていなかったので、すぐにお金を使い果たしてしまいました。私は疲れ果て、空腹で寒かったのですが、どうにか日の出を拝むのに間に合うように頂上に辿り着くことができました。

それは忘れられない光景でした。ジーンズで8時間かけて山を登り、無謀で準備不足だった自分を責めながらも、太陽の光がカサカサの肌を撫でて温めてくれるのを楽しみました。景色は息を呑むほど美しかったです。雲の上には湖が、下には森が見え、視界いっぱいに緑と青が広がっています。

しかし、私が想像していた体験に比べると、何か違和感がありました。今回の旅は、日本の真の精神、魂、歴史を堪能できる精神的な旅であるはずだったのです。道のりの最後の

方では、同じように登ってきた観光客や旅行者と一列に並んで登りました。神秘的なもの、スピリチュアルなもの、深遠なものは感じませんでした。普通の観光地で写真を撮るような騒がしい客に囲まれて、景色を台無しにされているような気さえしました。目の前に広がる絵画のような空間は、人間の存在で溢れかえっていました。それが気に入らなかったのです。

　富士山の後は、日本の山を登ることに興味がなくなってしまいました。

ターニングポイント

　2018年10月、3回目の日本滞在中に、元恋人と出会いました。彼の家は、山梨県の甲府から電車で15分、田園地帯の真ん中にありました。約2年間、ほぼ毎週末彼の家に行っていましたし、社会人になる前は3ヵ月以上も彼の家に住んでいました。彼の家のベランダからは、静岡県との境にある日本一高い山の富士山が見えました。

　山梨は富士山をはじめ、日本でも有数の山が多い地域です。1964年、日本の有名な登山家で作家の深田久弥氏が、日本の百の名山を描いた随筆集『日本百名山』を出版しました。

百名山はもともと「日本の山100選」のリストでは
ありませんが、アウトドアに真剣に関心を持つハイ
カーたちの目標となっています。かつて、天皇陛下も
このリストのすべての山の頂上に到達しようと試みて
おり、全国的にハイキング人気が急上昇したとされて
います。

この本を見つけたとき、私はすでに元恋人と別れていま
した。私は2年もの間、山梨の山々を訪れる機会が豊富にあっ
たにもかかわらず、まだ一度も行ったことがなかったのです。
近くにあるのになぜ気がつかなかったのか不思議なくらいで
す。しかし、こぼれたミルクのことを泣いても仕方があり ま
せん。私は2年間の埋め合わせをするため、トレッキングに
適した服や靴、バックパックを買いました。それが、私の
「森や山を歩くこと」への情熱の始まりでした。

元恋人と別れて間もない頃、初めて1人で登った山が三ツ
峠（1786m）でした。しばらく1人きりになって、マインド
フル・ウォーキングしたかったのです。日本ではコロナウイ
ルスのピーク時で、観光客もおらず、1人で登るには最高の
タイミングでした。

スタート地点から約3時間の登山でした。道は整備されて
いましたが、時折木々が濃くなる場所を通りました。木々や
鳥たちに囲まれながら、植物の緑の濃淡や木々を透過する光
線に感嘆しました。日本の辞書には、イタリア語にも英語に

も訳せない「木漏れ日」という言葉がありますが、これは木の葉の間から差し込む太陽の光が地面に影を作ることを表しています。

　もうひとつ、歩きながら頭に浮かぶ言葉がありました。それは「森林浴（しんりんよく）」です。文字通り、「入浴するように」自然の中に入ることで治療効果を得ることを指します。

森林浴：この言葉自体は、1982年に日本の農林水産省によって造られました。以降、森林浴の実践は世界中に広まりました。現在、日本だけでなく世界中で、さまざまなガイド付き森林浴ツアーが行われています。

　1980年代には、その効果を示す研究が初めて報告されました。自然の中で生活している患者は、都会で生活している患者よりも早く回復するというものです。当時は、植物由来の揮発性有機化合物である「フィトンチッド」が早期治癒の要因であると考えられていました。それが2010年になって、森林浴によって、がん細胞を破壊し免疫力を向上させることで知られるNKリンパ球の活性が高まることが明らかになりました。その他、森林浴による効果としては、免疫力の強化（特にがんと闘うNKリンパ球の強化）、血圧と心拍数の低下、ストレスホルモンであるコルチゾールの減少、感情の鎮静作用、幸福感の向上、集中力の増加、手術後の回復の促進、睡眠の改善、性欲の増加、視力の向上などが挙げられます。[注

　正直なところ、自然にどっぷり浸かることで気分が良くなることを示すために、科学的研究は必要ありません。都会を抜け出し、自然に浸りたいと感じている人がどれほどいることでしょうか？　かつて私たちの祖先が、自然と、それが提供してくれるすべてのものと平和に共存していた場所、まだ人によって汚染されていない場所で、自分を見つめ直したいと願う人が。

　自然の中を歩いていると、心に強い動きがあるのを感じました。「恋人との別れ」という直近の出来事により、孤独感や不安感で引き裂かれた私の心が、加速度的に癒されていくような感覚がありました。不思議なエネルギーを感じ、希望を感じ、力強さを感じました。「心が広がっていくようだ」──と思いました。ついに私は走り出しました。そして立ち止まり、自分の心に耳を傾けました。私の心の中は静かで、私を悩ませたり、止められなかったりするような思考はありませんでした。

　小さな休憩所──88体の仏像があり、休憩やピクニック、宿泊などができます──を過ぎると、頂上に辿り着きました。目の前には富士山があり、その周辺の森や、近くの山や湖などの風景を楽しむことができます。視界を遮る雲は一つもなく、かすかな人の声も聞こえません。

　これで、すべてが明らかになりました。日本の本質を理解するために必要なのは、富士山を登ることではありません。

目の前に広がる富士山を見ることです。その威厳と壮大さを目の当たりにすることによって、富士山は私たちに真の姿を見せ、その秘密を明らかにし、日本とその国民を見守る保護者であることを明らかにします。

　目の前に広がる光景、空高くそびえる太陽にうっとりしていると、とても有名なイタリアの詩が浮かんできました。とてもとても短い詩です。おそらくその瞬間、私はその詩の意味を完全に理解することができたのです。

M'illumino
d'immenso

限りもなく
照らされる

おわりに
Conclusioni

　この本を書き始めてから6ヵ月。たくさんの変化がありました。良いことも悪いことも含めて、数えきれないほどの新しい経験をし、たくさんの本や映画に触れ、愉快で面白い人達に出会い、新しい趣味も見つけました。何ヵ月か前に書いた章を読むと、短い期間でどれだけ自分が変わったのか、はっきりとわかります。この本は私の日本での生活を映す鏡です。少し寂しいですが、この本も終わりに近づいています。

　今でも日本についての知識に関して「新人」だと思うことはあります。一生かけて日本という国について勉強している人もいますし、私よりも長い日本での生活で日本人のことをより理解している友人も多くいます。そんな人たちに比べるとまだまだ勉強不足だな、と感じることも多々あります。

　しかし私がこの本を通して伝えたいこと、そして想いは他の誰にも負けないと思っています。この本を手に取ってくれたあなたに、日本という国が私の人生を大きく変える価値観を教えてくれたこと、そして日本がそんな素晴らしい文化を持っているということに気づいてほしいのです。

　この本が私と同じように道に迷ったすべての人のインスピ

レーションになることを願っています。

　日本という国は私に、熱いお茶や豆腐の素朴で些細なものが持つ美しさに気づかせてくれました。不安や絶望に打ち勝つ方法だけでなく、自分自身を愛する方法、そして心と体のケアの仕方も教えてくれました。それは注意深く自分の心と体の声を聞き、丁寧に優しく扱うことです。禅の教えと哲学、その民間伝承の魅力、健康的で多様な料理、伝統への愛着心、文化を反映した美しい風景、これらが私に教えてくれたのです。

　今では不眠症に悩むことはなくなり、喫煙することもなく、パニック発作もなくなりました。体重も健康的に減り、過食症もなくなって、肌も綺麗になり、仕事に集中できるようになりました。家はいつも整理整頓されています。また、本当に心から楽しめる友人達に囲まれているので孤独を感じることもありません。

　なぜ私が日本で生活しようと決意したのか。それは、ティーンエージャーの頃から自分に問いかけていた「どうやって生きるべきか？」という質問の答えが日本にある気がしたからです。映画「生きる」の主人公である渡辺健二が究極の意味を込めて起こした最後の行動や、彼の生きる喜びについても考えたりしました。

　生きるということを学ぶのに「締め切り」はありません。遅すぎるということは決してないのです。重要なのは「今こ

の瞬間」から学ぼうとする姿勢です。私達は自分自身を高め、カルペディエムの哲学に従って生きるために、欲望に振り回せることなく、ポジティブに自分自身を創造していかなければなりません。誰も予測できない未来や、変えることのできない過去については考える必要はないのです。

　私たちのすぐ側にある美しさに目を向け、それに導かれるように生きていきましょう。

　限りなく　照らされてみましょう。

謝辞

Ringraziamenti

　この本の執筆を終えるにあたって、誰から感謝の想いを伝えたら良いのかわかりません。

　まず最初に、私にこの特別な機会を与えてくれた社長の小早川幸一郎さん。小早川さんが提案してくださるまで、まさか自分が日本で本を出版するとは思いも寄りませんでした。本当にありがとうございます。最高の同僚であり、私の大切なルカちゃん。本を編集してくれただけでなく、毎日あなたの笑顔と前向きな姿勢で、雨の日もオフィスを照らしてくれてありがとう。そして本の翻訳を手伝ってくれた植田さん、友澤さん、小野田さんに感謝します。金澤さん、内山さん、下井田さん、荒さんも本当に最後まで支えてくれてありがとう！

　遠く離れているにも関わらず、私を心からサポートしてくれた家族にも感謝します。特別な友達であるFrancesca、Giulia T.、Maria、Shino、Valentinaには「私が最も必要とするときに側にいてくれてありがとう」と伝えたいです。20年も私を支えてくれ、常に電話の向こうから私を一瞬で元気にしてくれる、親友のGiulia M.に感謝します。

　新小岩寮の皆さん、そして「天狗食堂」の皆さんのおかげ

で私の東京での生活が、よりスパイシーで楽しいものになりました。本当にありがとう。

　最後になりましたが、ベンベン。「ディスコ」の光で私の人生を照らしてくれてありがとう。

　Grazie a tutti!

参考文献
Bibliografia

1. Cheadle, Louise, et al. The Book of Matcha: Superfood Recipes for Green Tea Powder. Sterling Epicure, 2017, pp. 34-41

2. Lin, Carol. "Buddhism Heritage - Body and Sprits Wellness." Arima, 15 Jan. 2015, visit.arima-onsen.com/things-to-do/buddhism-heritage/#:~:text=Research%20shows%20that%20the%20onsen,onsen%20declined%20after%20that%20period.

3. Matsumoto, Keisuke. Monk's Guide to a Clean House and Mind. Penguin Books, Limited, 2018 p. 12.

4. 『新・片づけ術 断捨離』やましたひでこ著、マガジンハウス、2009年

5. Kondo, Marie. Jinsei Ga Tokimeku Katazuke No Mahō. Sunmark Publishing, 2011, pp. 86-88.

6. Statista Research Department. "Total population of Amsterdam from 2009 to 2019", 2020 Statista https://www.statista.com/statistics/753235/total-population-of-amsterdam/

7. "「東京都の人口（推計）」の概要（令和3年1月1日現在）."「東京都の人口（推計）」の概要-令和3年1月1日現在 | 東京都, 28 Jan. 2021, www.metro.tokyo.lg.jp/tosei/hodohappyo/press/2021/01/28/01.html.

8. Hanh, Thich Nhat, and Hisayo Ikeda. Kizuki No Kiseki: Kurashi No Naka No meisō nyūmon. Shunjūsha, 2014, p. 134

9. "Binge Eating Disorder." National Eating Disorders Association, 22 Feb. 2018, www.nationaleatingdisorders.org/learn/by-eating-disorder/bed.

10. Nelson, Joseph. (2017). Mindful Eating: The Art of Presence While You Eat. Diabetes Spectrum. 30. 171-174. 10.2337/ds17-0015.

11. Willcox, Bradley & Willcox, Donald & Todoriki, Hidemi & Fujiy oshi, Akira & Yano, Katsuhiko & He, Qimei & Curb, J & Suzuki, Makoto. (2007). Caloric Restriction, the Traditional Okinawan Diet, and Healthy Aging: The Diet of the World's Longest-Lived Peop le and Its Potential Impact on Morbidity and Life Span. Annals of the New York Academy of Sciences. 1114. 434-55. 10.1196/anna ls.1396.037.

12. Hani, Yoko. "Japan's Own Meals on Wheels." The Japan Tim es, 2003, www.japantimes.co.jp/community/2003/01/05/general/ japans-own-meals-on-wheels/.

13. KYODO. "Pandemic Accelerates Development of Eco-Friendly, Plant-Based 'Meat' in Japan." The Japan Times, 2020, www.japanti mes.co.jp/life/2020/11/11/food/plant-based-meat-coronavirus/.

14. Joy, Melania. The Reducetarian Solution: How the Surprisingly Si mple Act of Reducing the Amount of Meat in Your Diet Can Tran sform Your Health and the Planet, by Brian Kateman et al., Tarch erPerigee, an Imprint of Penguin Random House LLC, 2017, p. 38.

15. FAO. 2013. World Livestock 2013 – Changing disease landscapes. Rome.

16. Gadda, Tatiana, and Alexandro Gasparatos. "Tokyo Drifts from Seafood to Meat Eating." Our World Brought to You by United Nation University, 2010, ourworld.unu.edu/en/tokyo-drifts-from-seafood-to-meat-eating.

17. Ishige, Naomichi. The History and Culture of Japanese Food. Routl edge, 2011.

18. Yong, Debbie. "Kaiseki 懐石 or Kaiseki 会席?" MICHELIN Guide, 2016, guide.michelin.com/en/article/dining-out/kaiseki-cheatsheet-sg.

19. Lam, Michelle. "Kaiseki Ryouri - Historical Haute Cuisine." Ariga to Japan Food Tours Japans No 1 Food Tour, 2020, arigatojapan. co.jp/kaiseki-ryouri-historical-haute-cuisine/.

20. Itoh, Makiko. "A Brief but Sweet History of Strawberri es in Japan." The Japan Times, 2016, www.japantimes.co.jp/ life/2016/03/25/food/brief-sweet-history-strawberries-japan/.

21. Itoh, Makiko. "'Kuri': The Nutty Staple of Ancient Japan." The Ja pan Times, 2016, www.japantimes.co.jp/life/2016/10/14/food/kuri-nutty-staple-ancient-japan/.

22. Sasaki, Takashi. "Rajio Taiso: Japan's National Exercises." Highli ghting Japan, 2019, www.gov-online.go.jp/eng/publicity/book/hlj/html/201910/201910_05_en.html.

23. PDF: https://www.nhk.or.jp/program/radio-taisou/pdf/radio.pdf

24. Wheeler MJ, Green DJ, Ellis KA, et alDistinct effects of acute exer cise and breaks in sitting on working memory and executive func tion in older adults: a three-arm, randomised cross-over trial to ev aluate the effects of exercise with and without breaks in sitting on cognitionBritish Journal of Sports Medicine 2020;54:776-781.

25. Osumi, Magdalena. "Foreign Residents Stranded Abroad by Jap an's Coronavirus Controls." The Japan Times, 2020, www.japant imes.co.jp/news/2020/05/19/national/social-issues/japan-foreign-residents-stranded-abroad-coronavirus/.

26. Gierveld, J. & van Tilburg, Theo & Dykstra, Pearl. (2006). Loneline ss and Social Isolation. 10.1017/CBO9780511606632.027.

27. Bopp, Melissa & Sims, Dangaia & Piatkowski, Daniel. (2018). Ben efits and Risks of Bicycling. 10.1016/B978-0-12-812642-4.00002-7.

28. Sacchetti, Fabrizia. "10 Buone Ragioni per Andare (Di Più) in Bi cicletta." Focus.it, 30 July 2014, www.focus.it/scienza/salute/10-buone-ragioni-per-andare-di-piu-in-bicicletta.

29. Miyata, Kosuke. "The Unique Safety of Cycling in Tokyo." Me dium, Vision Zero Cities Journal, 10 Oct. 2019, medium.com/vision-zero-cities-journal/the-unique-safety-of-cycling-in-tokyo-b3b8eded727e.

30. Legambiente. "Legambiente Pubblica Il 'Primo Rapporto Sull'econ omia Della Bici in Italia e Sulla Ciclabilità Nelle Città.'" Associazio ne Ambiente e Lavoro, www.amblav.it/news/legambiente+pubblic a+il+@primo+rapporto+sull%E2%80%99economia+della+bici+in+i talia+e+sulla+ciclabilit%C3%A0+nelle+citt%C3%A0@_14658.aspx.

31. Massimo Raveri, Itinerari Nel Sacro: L'esperienza Religiosa Giappo nese, Cafoscarina, 2006, p. 20.

32. Cfr. Hori Ichirō, Folk Religion in Japan. Continuity and Change, The University of Chicago Press, Chicago 1968, p. 153.

33. García, Héctor, et al. Forest Bathing: the Rejuvenating Practice of Shinrin Yoku. Tuttle Publishing, 2020, p. 80-81.

Vivere
in
Giappone

【著者略歴】

パメラ・デ・サンティス（Pamela De Santis）

イタリア・ローマ市出身。ローマ大学で日本文化を学び、2015年にお茶ノ水女子大に交換留学生として初来日。卒業後、オランダのライデン大学大学院にて日本映画について学び、上智大学に留学する。ライデン大学大学院卒業後は在バチカン日本大使館に勤めイタリア政府奨学金で慶應義塾大学で1年間、社会学（映画）の研究をする。現在は、クロスメディア・グループ株式会社で海外事業担当として、日本文化やマインドフルネスの情報発信を行っている。

日本人に気づいて欲しい健康的な習慣

2021年 6月 1日 初版発行

発 行　**株式会社クロスメディア・パブリッシング**

発 行 者　小早川 幸一郎

〒151-0051　東京都渋谷区千駄ヶ谷4-20-3 東栄神宮外苑ビル
https://www.cm-publishing.co.jp
■本の内容に関するお問い合わせ先 ······················ TEL (03)5413-3140／FAX (03)5413-3141

発 売　**株式会社インプレス**

〒101-0051　東京都千代田区神田神保町一丁目105番地
■乱丁本・落丁本などのお問い合わせ先 ··············· TEL (03)6837-5016／FAX (03)6837-5023
service@impress.co.jp
（受付時間 10:00〜12:00、13:00〜17:00　土日・祝日を除く）
※古書店で購入されたものについてはお取り替えできません

■書店／販売店のご注文窓口
株式会社インプレス　受注センター ·························· TEL (048)449-8040／FAX (048)449-8041
株式会社インプレス　出版営業部 ································ TEL (03)6837-4635

カバー・本文デザイン　金澤浩二
DTP　内山瑠希乃
©Pamela De Santis 2021 Printed in Japan

印刷・製本　中央精版印刷株式会社
カバー・本文イラスト　浦上和久
ISBN 978-4-295-40546-7 C0030